競技者の外傷予防

公益社団法人
全国柔道整復学校協会
監修

小林直行・髙橋康輝
著

医歯薬出版株式会社

■監　修
　　公益社団法人　全国柔道整復学校協会
■執　筆
　　小林　直行　　元九州共立大学教授
　　髙橋　康輝　　東京有明医療大学保健医療学部准教授

序

　柔道整復師は多くの競技者にとって，もっとも近い医療関係者であるといっても過言ではありません．一度もけがをしたことがないという競技者は少なく，多くの競技者は接骨院や鍼灸院，整形外科に通院経験があり，多くの柔道整復師に出会い，治療だけでなく話をした一言ひとことに影響を受けていることでしょう．学生の皆さんも同じように影響を受けて，今この本を読んでいるのかもしれません．

　2018年の柔道整復師新カリキュラムが制定されるにあたり，競技者特有の外傷・障害に対し，治療・施術を行うだけでなく，予防対策を学び実践していくことが時代の流れとして求められています．

　これまで柔道整復師の役割は，競技者を治す・治せることが一番と考えられがちであったと思いますが，一度接骨院に来院した競技者が，受傷した外傷を自ら理解し，セルフコンディショニングなどを行って二度と受傷せず来院しないほうがわれわれの業務としては幸せなことだと思います．何度も来院して接骨院の常連になることは，競技者は本来望んでいないはずです．ですから，柔道整復師には外傷の治療で来院した競技者に外傷予防や再発予防トレーニングなどを実施できるような知識・技術を獲得し，開業した際にはそのようなトレーニングが可能な新しいスタイルのハイブリッドな施設となるよう目指していってほしいと考えます．

　学生時代は国家試験に合格するため多くのことを覚え学んでいきますが，教科書に書いてある内容は正しいものとは限りません．本書に記載した内容も今現在は正しいと思いますが，10年後には新しい知見が報告され，異なる方法のほうが優れている，あるいは外傷予防にはこのような方法が効果的であるなどと変わっていくこともあるでしょう．日々多くの研究者や現場で活動している方々が悩み苦しみながら競技者と一緒に外傷予防に関し考え，実践しています．時代とともに医学・科学は進歩していくのです．競技者，患者のために常に最先端の知識に目をくばり，自らの目で正しいことを取捨選択し，競技者を正しい情報，知識のもと全力でサポートしていってほしいと考えます．

　本書は学生が教科書として使用するだけでなく，卒業後も活用できる内容を目指して執筆いたしました．卒業後もデスクの片隅に置き，役立てていただければ著者としてうれしく思います．

　最後に執筆にあたり，多くの意見を交換しご助言をいただきました医歯薬出版編集部，執筆・写真撮影に協力をしてくださった競技者の皆様や関係大学の先生方，このような機会をいただきました公益社団法人全国柔道整復学校協会・教科書委員会の皆様に深謝いたします．

2019年2月

著　者

目 次

1 運動生理学の概要（髙橋康輝） ……1

A 運動が生体に与える影響　1

1 運動のメリット……2
  a. 運動による骨や筋肉の増強……2
  b. 運動による心肺機能の向上……3
  c. 運動によるストレスの解消効果……4
2 運動のデメリット……5
  a. 運動が身体に与える物理的衝撃によるリスク……5
  b. 運動が心臓血管系のイベント（狭心症・心筋梗塞の発作，重篤な不整脈の発現）を引き起こすリスク……5

B 運動とエネルギー代謝　5

1 無酸素性エネルギー供給機構……6
  a. ATP-CP 系（ハイパワー）……6
  b. 解糖系（ミドルパワー）……7
  c. 無酸素パワーを必要とする競技……7
2 有酸素性エネルギー供給機構（ローパワー）……7
3 運動強度の違いによるエネルギー供給機構の動員割合……8

C 運動と骨・筋肉　9

1 運動による骨の増強……9
2 運動と筋力……9
  a. 筋繊維タイプと運動単位……9
  b. 筋の収縮様式について……10
  c. 筋パワー……11
  d. 筋疲労……12

D 運動と呼吸・循環　12

1 呼　吸……12
  a. 呼吸中枢……13
  b. 心理的要因が呼吸に及ぼす影響……14
2 酸素摂取量……14
  a. 最大酸素摂取量……14
  b. 無酸素性作業閾値……15
  c. 酸素借と酸素負債……16
3 循　環……17
  a. 心臓・血管のポンプ機能……17
  b. 運動中の血圧上昇……18
  c. 心臓にかかる負荷と心臓の適応（スポーツ心臓）……19

E 運動とホルモン　20

1. 運動により変化するホルモン……20
2. 運動による骨格筋や骨の成長とホルモン……20
3. 性ホルモン……21

F 競技者の運動生理学的特徴　22

1. 競技者の有酸素性作業能力……23
2. 競技特性と間欠的作業能力……24
3. 競技者の形態および身体組成……25

2 競技者の外傷予防──概論 (小林直行)　27

A 競技者の外傷予防の概要　27

1. 競技者の外傷発生状況……27
2. 競技者の外傷治療の歴史と治療から予防への考え方の変化……27

B 外傷の発生要因　28

1. 内的要因……29
   a. 年齢（成熟度）……29
   b. 性　別……30
   c. 身体特性……30
   d. 運動器の形態……30
   e. 健康状態……31
2. 外的要因……32
   a. 環　境……32
   b. 人的要因……34
   c. 用　具……34
   d. 補装具……35
3. 外傷への直接的誘発要因……35
   a. 外力の作用……35
   b. 受傷状況・動作……35
   c. 他者との関係……36

C 外傷の予防対策　36

1. 外傷の予防対策作成の流れ……36
2. 外傷の実態把握および競技者の外傷の発生しやすい状況……37
3. 競技者の外傷の予防対策……37

3 競技者の外傷予防のための実技 (小林直行)　39

A メディカルチェック──評価と測定　39

1. 全身関節弛緩性テスト……40

2 筋タイトネステスト……41
  a. 下肢の筋タイトネステスト……42
  b. 肩関節のタイトネステスト……43
3 アライメント測定……43
  a. Q-angle……44
  b. Leg-heel alignment……44

B 外傷予防に必要なコンディショニングの方法と実際　45

1 ローラーによるセルフケアの方法と実際……45
2 アイシングの方法と実際……47
3 ストレッチングの方法と実際……50
  a. 肩部のストレッチング……54
  b. 腰背部のストレッチング……55
  c. 大腿部のストレッチング……56
  d. 殿部のストレッチング……57
  e. 股関節のストレッチング（内旋・外旋）……57
  f. 腸腰筋のストレッチング……59
  g. 下腿のストレッチング……59
4 スポーツマッサージの方法と実際……60
  a. スポーツマッサージの実際……60
5 スポーツテーピングの方法と実際……64
  a. スポーツテーピングの実際……65
  b. 競技におけるテーピング……76
  c. キネシオテーピング……80
6 外傷予防に必要な筋力トレーニングの実際……85
  a. 胸郭部の柔軟性および可動性向上トレーニング……85
  b. 肩甲帯のトレーニング……86
  c. 回旋筋腱板のトレーニング……86
  d. スタビリティトレーニング……89
  e. 骨盤周囲のトレーニング……91
  f. 下肢のトレーニング……92
  g. ハムストリングスのトレーニング……93
  h. 動的ストレッチングと筋活動の活性化トレーニング（ムーブメント・プレパレーション）……94

4 種目別の外傷予防とその実際　97

A 柔道における肩関節の外傷予防（小林直行）　97

1 肩関節の受傷メカニズム……97
2 肩関節の外傷予防トレーニングの立案……98
3 肩関節の外傷予防トレーニングの実際……98
  a. 肩甲帯，胸郭の可動性向上トレーニング……98
  b. 肩甲帯のトレーニング……99

B 水泳における体幹の傷害予防　102

1 体幹の受傷メカニズム……102
  a. 非特異的腰痛……102
  b. 伸展型の腰痛……102
  c. 屈曲型の腰痛……102
2 体幹の傷害予防トレーニングの立案……103

         3 体幹の傷害予防トレーニングの実際……103
            a. 胸椎・胸郭の可動性向上トレーニング……103
            b. 腰背部・下肢筋群のストレッチング……105
            c. 体幹筋群の強化……105

C バスケットボールにおける膝関節の外傷予防　108

    1 ACL損傷の受傷メカニズム……108
    2 ACL損傷の外傷予防トレーニングの立案……108
    3 ACL損傷の外傷予防トレーニングの実際……109
         a. 下肢の安定性向上トレーニング……109
         b. ジャンプトレーニング……112
         c. アジリティトレーニング……114

D サッカーにおける足関節の外傷予防　115

    1 足関節の受傷メカニズム……115
    2 足関節の外傷予防トレーニングの立案……115
    3 足関節の外傷予防トレーニングの実際……116
         a. 外側荷重改善トレーニング…116   d. バランストレーニング……117
         b. 腓骨筋群のトレーニング……116   e. 動的バランストレーニング……118
         c. 関節位置覚改善トレーニング…116

E 成長期の外傷予防　121

    1 オズグッド・シュラッター病の外傷予防……121
    2 オズグッド・シュラッター病の発生メカニズム……122
    3 オズグッド・シュラッター病の外傷予防の立案……123
    4 オズグッド・シュラッター病の外傷予防対策……123
         a. 脛骨粗面のチェック……123
         b. セルフコンディショニングの実施……124

F 高齢者の外傷予防 （髙橋康輝）　125

    1 高齢者の受傷メカニズム……125
    2 高齢者の外傷予防エクササイズの立案……126
    3 高齢者の外傷予防エクササイズの実際……126
         a. 柔軟性の改善エクササイズ…126   d. バランスエクササイズ……128
         b. 筋力トレーニング……127   e. 呼吸機能改善エクササイズ……130
         c. 骨密度の維持・改善エクササイズ……128

索　引 ……131

1 運動生理学の概要

　生理学が安静状態において生命を維持するための身体調節機能を示しているのに対し，運動生理学は身体運動時の調節機構に重点を置いている．

　運動という刺激は身体の生理反応に大きな変調をもたらすストレスであり，生体にはダメージにもなり得る．このダメージを軽減させるために生体は形態的・機能的な変化を起こし，ストレスに負けない身体をつくりあげる．これがトレーニング効果とよばれる適応であり，運動生理学はその適応の機序を探る学問である．

A 運動が生体に与える影響

　運動とは，自らの筋肉を駆使して何らかの意図をもって活動することであり，生体は安静状態と大きく異なる反応を示す．運動は一時的に走ったり，物を持ち上げたりするような一過性の運動と，習慣的なスポーツや筋力トレーニングなどの継続的な運動の2つに分類される．

　一過性の運動を行うと，「呼吸が速くなる」「心臓の鼓動が速くなる」「体温が上昇する」「汗が出る」など誰もが経験する変化が生じる（**図 1-1**）．運動中は酸素や栄養素を筋肉に供給すると同時に，末梢で生じた代謝産物を除去する必要性が高まる．そこで呼吸は活発になり換気量を増やす．心拍数も増加して全身の循環血液量を増やす．さらに筋活動によって生じた熱により体温が上昇すれば，皮膚の発汗を促して体温を下げる．これらの反応は，運動刺激によって外的・内的環境のバランスが崩れたことに対して，生体がホメオスタシス（恒常性）を維持するために神経系や内分泌系を介して適切に対処していることで生じる．

　生体は継続的な運動に対しても体内環境が大きく変動しないよう一定を保とうとする．次に訪れる運動ストレスに対して最小限のダメージで切り抜けられるように身体を適応させる．たとえば，運動を行うことで骨・関節・筋肉に対しては物理的に強い衝撃が加わる．再びこのような衝撃を受けても損傷しない強靭な身体を構築するために，骨では骨密度を高めて強化し，筋肉では筋線維が肥大し収縮力が向上してたくましくなる．さらにスポーツ心臓とよばれる心臓の拡大や毛細血管の増加，筋肉での酸素利用能

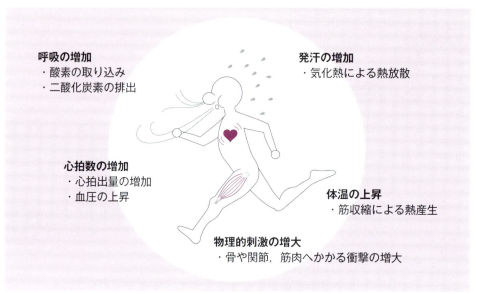

図 1-1 運動時に現れる身体の変化

力の向上など形態的・機能的な変化も生じる．このような繰り返しの運動刺激に対する身体の適応をトレーニング効果という．このトレーニング効果は，われわれが日常生活を快適に過ごすうえで大きな恩恵となりうる．

1 運動のメリット

運動に対する身体の適応は，競技選手の運動能力や体力の向上だけではなく一般人の健康増進に貢献する．

a. 運動による骨や筋肉の増強

骨や筋肉を増強させるトレーニングは，筋肉に対する抵抗運動であるレジスタンストレーニングが有効である．

1）レジスタンストレーニングの効果

レジスタンストレーニングは筋力や筋持久力を高める運動であり，以下の効果を得ることができる．

① 筋力や筋持久力・パワーを高め，スポーツパフォーマンスを向上させる．
② 骨・関節・靱帯・筋肉を強靱にし，けがを予防する．
③ 除脂肪体重を増加させ，体重管理や体型の維持に貢献する．
④ 関節を安定させ，姿勢，バランスを改善する．
⑤ 2型糖尿病や骨粗鬆症を予防する（インスリン感受性の向上，糖利用・基礎代謝量の増加等）．

2）レジスタンストレーニングの負荷設定

（1）最大筋力法

1回挙上可能な最大の負荷重量を1RM（repetition maximum）として，その90〜100％1RMの負荷を1〜3回反復可能な強度でトレーニングを行う方法であり，筋肥大より神経系の適応による筋力の向上に効果的である．

（2）最大反復法

最大下（60〜95％1RM）の負荷重量で筋疲労の限界まで反復するトレーニング法であり，筋肥大による筋力の向上に貢献する．1セット5〜20回の反復回数で，3〜5セット実施する．

レジスタンストレーニングの方法は用途に応じてさまざまであるが，ウェイトトレーニング（フリーウェイト，マシン，自重負荷など）や，チューブ，バンドを用いたトレーニングが一般的である．

b．運動による心肺機能の向上

心肺機能を向上させるトレーニングは，高い心拍数を維持するような持久的トレーニングが有効である．

1）持久的トレーニングの効果

① 高い身体活動レベルを維持する．

② 全身持久力が向上する．

③ スポーツでのランニングスピードやジャンプ動作などの運動パフォーマンスを維持する．

④ 除脂肪体重を維持しながら，体脂肪量を減らす．

⑤ メタボリックシンドロームや生活習慣病を予防・改善する．

2）持久的トレーニングの負荷設定

（1）カルボーネン法

心拍数は運動強度の上昇に伴い直線的に増加することから，安静時の心拍数を0％，最高心拍数を100％とした場合，運動強度に対する心拍数を算出できる．安静時心拍数は脈診で測定可能であり，最高心拍数は（220－年齢）の推定式より算出するため，簡易に計算することが可能である．

たとえば，50歳で安静時心拍数が60拍／分とすると，50％運動強度に相当する心拍数は，**図1-2**のように計算できる．

（2）インターバルトレーニング

持久的トレーニングは，180拍／分以上の急走期と120拍／分を下回らない緩走期を交互に繰り返すインターバルトレーニングが有効である．インターバルトレーニング

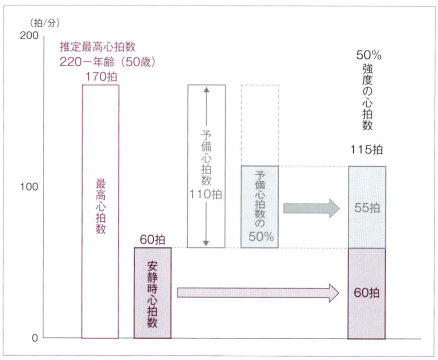

図1-2　予備心拍数から求める運動強度（カルボーネン法）

推定最高心拍数　220拍－50歳＝170拍
安静時心拍数　　60拍
0％＝60拍から100％＝170拍までの上昇が見込まれるので，予備心拍数は170拍－60拍＝110拍となる．
50％強度なので，予備心拍数110拍の50％は55拍．
安静時を0％とするため，50％強度＝60拍＋55拍＝115拍．

は，身体に長い時間高負荷を加えることが可能であり，心肺機能・循環機能および代謝機能の向上が見込まれる．

　持久的トレーニングの方法は，ウォーキングやジョギング・ランニング，自転車やエアロバイク，水泳，エアロビックダンスなどのトレーニングが一般的である．

c. 運動によるストレスの解消効果

　身体にとって運動はストレス刺激であるものの，適度な運動は精神的ストレスの解消に効果的である．

① 運動を続けることで体力の向上がみられ，労働の負担が相対的に軽くなるために疲労しにくい体質になる．結果として労働のストレスが軽減する．

② 運動を実施することで心の安定に関与するセロトニンやβ-エンドルフィンなどの神経伝達物質が増加する．また，長時間のランニングにより内因性カンナビノイドの分泌が亢進し「ランナーズハイ」とよばれるような，運動後に気分が高揚して楽しくなる効果も得られる．

③ 運動を行うことで，自律神経活動が亢進し，交感神経活動と副交感神経活動のバランスが改善する．また運動による適度な疲労感は睡眠導入にも効果がある．

2 運動のデメリット

運動は身体に物理的なストレスを加えるため，限界を超えた物理的な衝撃や，身体疲労が十分に回復されないまま過剰な負荷が繰り返し加わると，重篤なけがにつながる．

a. 運動が身体に与える物理的衝撃によるリスク

基本的な運動動作時に身体に加わる垂直方向の床反力を以下に示す．

- ウォーキング：体重の約 1.1 〜 1.3 倍
- ジョギング・ランニング：体重の約 2.3 〜 2.5 倍
- ジャンプ：体重の約 3 倍
- ジャンプからの着地：体重の約 5 倍

運動強度が上がると身体への物理的衝撃は大きくなる．したがって，不用意につまずいたり滑ったりしてバランスをくずしたときには，骨や関節および筋肉や靱帯に過剰な負荷がかかり，骨折や捻挫などのリスクが高まる．また，身体への衝撃は体重に依存するため，過体重はけがのリスクを高める．

b. 運動が心臓血管系のイベント（狭心症・心筋梗塞の発作，重篤な不整脈の発現）を引き起こすリスク

運動中の突然死や心臓発作など，運動刺激が心臓に対して重篤な障害をもたらす可能性が懸念される．運動により心血管系の発作が誘発される要因としては，すでに診断がついているか，潜在的であるかにかかわらず，心疾患の存在が大きい．American College of Sports Medicine（ACSM，米国スポーツ医学会）では，心臓に異常のない者では運動により心血管系発作が誘発される可能性が低いことを報告している．逆に心疾患を有する者は，運動による心臓発作の発生リスクが高い．したがって，十分なメディカルチェックを実施してリスクを把握したうえで運動に取り組むことが重要である．

B 運動とエネルギー代謝

運動に必要な筋収縮のエネルギーは ATP（アデノシン三リン酸）の分解によって得られるが，筋肉内に貯蔵されている ATP はごくわずかなため，運動を継続するために

は絶えずATPを再合成して供給し続けなければならない．スポーツでは，ATPを合成する能力が競技力を決定する要素の一つとなる．

エネルギー供給機構は大きく無酸素性と有酸素性に分類され，それぞれの運動生理学的測定値は，競技選手の能力を客観的に評価する重要な指標となる．

無酸素性エネルギー供給機構

a．ATP-CP系（ハイパワー）

ATP-CP系はもっとも短い時間でATPが合成される．100m走や重量挙げのような瞬発的な高強度運動時に動員されるエネルギー供給機構である．筋収縮に利用されたATPは，ADP（アデノシン二リン酸）となる．このADPは筋肉内に貯蔵されているクレアチンリン酸（CP）が分解されてできたリン酸と結合し，ただちにATPへと再合成される（**図1-3**）．高い筋パワーを発揮するためには，骨格筋に多くのATPやCPを蓄えておくことが有効であることから，骨格筋量の増大は競技能力を決定する重要な要素の一つである．

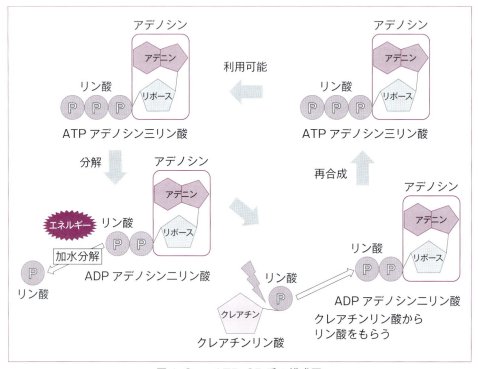

図1-3　ATP-CP系の模式図

b. 解糖系（ミドルパワー）

筋肉内のグリコーゲンがピルビン酸へ変化していく経路でATPが合成される．これを解糖系という．400 m走のような1分程度で疲労困憊に至る運動強度でおもに動員されるエネルギー供給機構である．解糖系は最終的に代謝産物である乳酸の生成がなされるため，競技者は代謝産物に対する筋の緩衝能力を高めることが求められる．

c. 無酸素パワーを必要とする競技

陸上短距離，自転車短距離，重量挙げ（重量級），ラグビーのフォワード選手など高強度運動を必要とする競技においては，筋肉内のATPやクレアチンリン酸の枯渇，代謝産物の蓄積により著しいパフォーマンスの低下を余儀なくされる．瞬発系の動きを多用する種目の競技者は，最大パワーを発揮して，わずかな休息でATPを再合成する必要がある．さらに高強度運動により生じた代謝産物を除去しながらATPを再合成する能力が優れた運動パフォーマンスにつながる．

2 有酸素性エネルギー供給機構（ローパワー）

クエン酸回路（TCAサイクル）と電子伝達系は，酸素を利用してATPを再合成するため，有酸素性エネルギー供給機構とよばれる．この仕組みは組織のミトコンドリア内で行われている（図1-4）．有酸素性エネルギー供給機構は，マラソンやクロスカントリー，トライアスロンなどの持久的な競技で必要とされるエネルギー供給機構である．

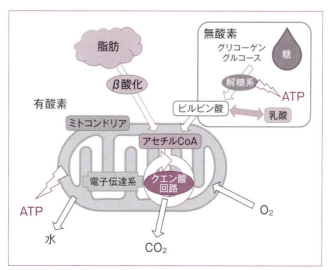

図1-4 解糖系および有酸素性エネルギー供給機構の簡易図

運動強度の違いによるエネルギー供給機構の動員割合

　エネルギー供給機構の動員割合は，運動継続可能な運動強度によって利用割合が異なる（図1-5，表1-1）．5秒で終了するようなきわめて短時間の最大運動時のエネルギー供給は，ほぼATP-CP系に頼る．30秒で終了するような運動時のエネルギー供給は，有酸素系のエネルギー供給が約20％でATP-CP系および解糖系の無酸素系エネルギー供給が約80％となる．30分以上継続するような持久的な運動においては，約95％が有酸素系のエネルギー供給に頼り，無酸素系は5％程度である．陸上競技を例にすると，100m走ではおよそ10秒，400m走ではおよそ1分，マラソンでは2時間以上というように競技種目によって運動強度も筋力を発揮する継続時間も異なる．最高のパフォーマンスを発揮するためには，競技で必要なエネルギー供給機構を向上させる最適

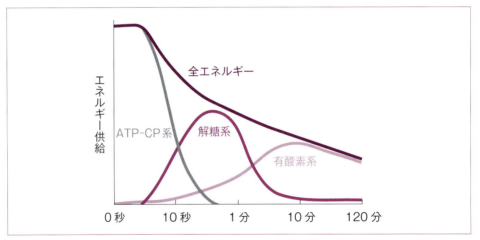

図1-5　運動継続時間とエネルギー供給機構

表1-1　エネルギー供給機構と運動の持続時間

エネルギー供給機構	運動の持続時間
ATP-CP系	体重1kg当たり約100kcalで，供給速度は毎秒13kcalである．ゆえにATP-CP系のエネルギーのみで運動が行える時間は，100÷13＝約8秒．
解糖系	体重1kg当たり約230kcalで，供給速度は毎秒7kcalである．ゆえに解糖系のエネルギーで運動が行える時間は，230÷7＝約33秒． この33秒にATP-CP系の8秒を加えた41秒が酸素を利用せずに運動が可能な時間となる．
有酸素系	エネルギー供給機構は毎秒3.6kcal． 理論的には酸素が供給され続け，ATPを合成する材料があれば，無限に運動を継続することが可能．

な運動強度と継続時間を考慮したトレーニング方法を選択する必要がある．

C 運動と骨・筋肉

1 運動による骨の増強

骨密度は性ホルモンの影響を受け，とくにその分泌が高まる思春期に急激に増加する．骨密度が最大となる最大骨量（peak bone mass）は20〜35歳とされており，その後加齢とともに骨密度は徐々に減少していく．女性は閉経後，女性ホルモンの分泌低下にともない骨密度が急激に低下するため，骨粗鬆症になるリスクが高くなる（図1-6）．

一方，重量挙げや柔道などのパワー競技選手の骨密度や，繰り返しのジャンプ動作を行っているバレーボール選手の踵骨の骨密度は高い．繰り返しの負荷により，骨代謝が亢進したことによるものであるため，性ホルモンの影響により骨代謝が高まる思春期には，適切な栄養摂取と運動を実施して，骨量を蓄えておく必要がある．

2 運動と筋力

a. 筋線維タイプと運動単位

われわれは筋肉を収縮させて運動を行うため，筋肉の収縮力や持久力は運動の遂行能力に大きく関与する．

筋肉は，収縮力は弱いが持続力がある遅筋と，強い収縮力をもつが持続力に乏しい速

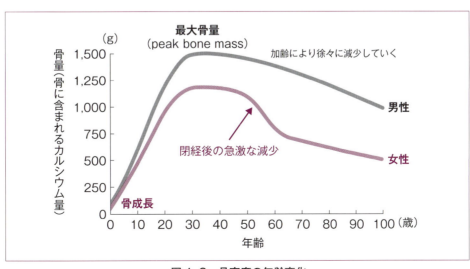

図1-6 骨密度の年齢変化

筋に分類され，それぞれの働きが運動に影響を及ぼす．

　生命維持のために休むことなく収縮し続けている呼吸筋や姿勢維持のために常時活動するような腹筋やヒラメ筋などは遅筋線維の比率が高い．一方，瞬発的な運動に関与する大腿直筋や腓腹筋などは速筋線維の比率が高い．

　一般的に遅筋線維と速筋線維の比率は遺伝的に決まっており，トレーニングの影響で筋線維タイプが変わることはないが，トレーニング様式の違いによってその特性が変化するとされている（図1-7）．

　筋肉は1つの運動神経とその神経支配を受ける筋線維群からなる運動単位によって調節されている．1つの運動神経が支配する筋線維の数を神経支配比といい，細かいコントロールが必要な眼筋などは運動単位の神経支配比が小さく，ダイナミックな動きをする腓腹筋などは運動単位の神経支配比が大きい（図1-8）．歩行のような低強度の運動では遅筋タイプの運動単位が優先的に動員され，ジャンプのように運動強度が高まると速筋タイプの運動単位が動員される．このような運動単位の動員様式の違いはサイズの原理とよばれている．

b. 筋の収縮様式について

　筋の収縮様式には，静的収縮と動的収縮がある．静的収縮は，張力を発揮しているが筋の長さの変化がみられない等尺性収縮（アイソメトリックコントラクション）であり，動的収縮は，張力が変化しないが筋の長さが変化する等張性収縮（アイソトニックコントラクション）である．等張性収縮は，筋が短くなりながら張力を発揮する求心性収縮（コンセントリックコントラクション）と筋が引き伸ばされながら張力を発揮する

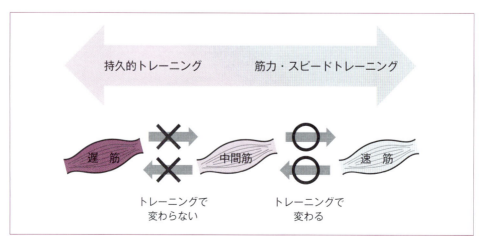

図1-7　筋線維タイプとトレーニング効果
中間の筋が筋力・スピードトレーニングにより速筋の性質が強くなる．
速筋が持久的トレーニングにより，収縮スピードが低下する代わりに中間の筋の性質をもつことで持久力が高まる．

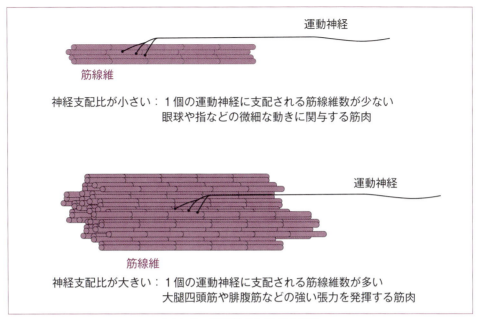

図1-8 運動単位と神経支配比

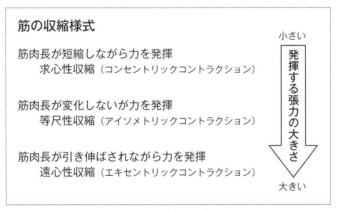

図1-9 筋肉の収縮様式と筋張力の発揮

遠心性収縮（エキセントリックコントラクション）とに分類される．最大努力での求心性収縮と遠心性収縮の筋張力の発揮は遠心性収縮のほうが大きい（図1-9）．したがって，一般的に肉離れなどの筋断裂は，筋収縮時に強く引き伸ばされる遠心性収縮で発生することが多い．

c. 筋パワー

　筋肉によって発揮されるパワーは，運動時に重要な意味をもつ．筋力とパワーは正確には異なる概念であり，パワーは以下のように筋が発揮した力と筋の収縮速度の積で算出する．

パワー＝力 × 速度

　したがって，強い力でゆっくり収縮した場合と，弱い力で速く収縮した場合は筋パワーが等しくなることもある．パワーは挙上重量が最大筋力の 30 〜 60％のときにもっとも大きくなるとされている．

d. 筋疲労

　運動による筋疲労とは，筋収縮時の筋張力が急激に低下することであり，中枢神経性の疲労，末梢神経性の疲労，筋性疲労に分類される．短時間での激しい運動により筋収縮力が低下する要因としては以下のことが考えられる．

- 筋線維膜における興奮性の低下
- 細胞外カリウムイオンの蓄積
- 収縮エネルギー源（ATP）の減少
- 解糖系の亢進によって細胞内の水素イオン（H$^+$）が増加し，細胞内の pH が低下→PFK（ホスホフルクトキナーゼ）＊活性が抑制され，運動の継続に必要な ATP 再合成が阻害→運動の継続が困難
- 細胞内の pH が低下→筋小胞体からのカルシウムイオンの放出力と再吸収力が低下→筋収縮力が低下

　運動の継続のためには，水素イオンをできるだけ筋細胞内に蓄積しないようにする必要がある．骨格筋は水素イオンを緩衝する筋緩衝作用をもっているため，筋緩衝能力が高ければ，高強度のパフォーマンスを持続できる．

D 運動と呼吸・循環

1 呼　吸

　肺は自力で拡張・収縮することができないので，運動中の呼吸は，呼吸筋の収縮力と肺や胸郭の弾性および気道抵抗の影響を受ける．呼吸の量は 1 回換気量（tidal volume：TV）と呼吸の回数（respiratory frequency：f）の積である換気量（V_E または V_I）で表される．換気量から気道の導管部にあたるガス交換に関与しない死腔量を差し引いた肺胞換気量（V_A）が多いほどガス交換は有利である．したがって，運動中は深くゆっくりとした呼吸のほうが換気効率はよくなる（図 1-10）．

＊PFK は解糖系の調節酵素

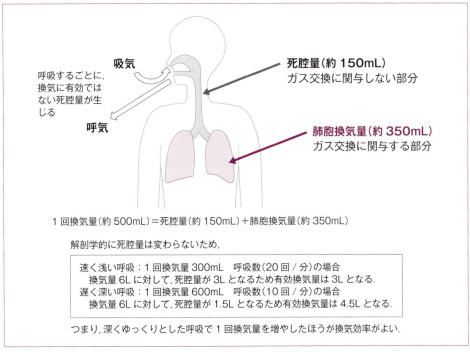

図 1-10 呼吸様式と換気効率

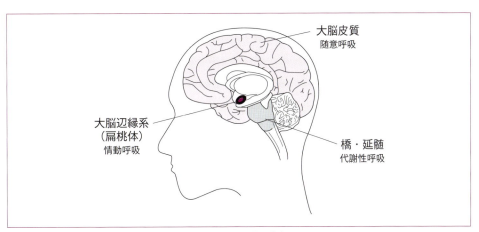

図 1-11 呼吸中枢

a. 呼吸中枢（図 1-11）

呼吸は，無意識にも意識的にもコントロールされているが，呼吸中枢は3つ存在すると考えられている．

① 第1の呼吸

無意識呼吸は体内に酸素を取り入れ，二酸化炭素を排出するエネルギー代謝を目的とした呼吸は，代謝性呼吸とよばれている．代謝性呼吸の中枢は橋・延髄にある．

② 第2の呼吸

意図的に息を深く吸ったり吐いたりすることで言葉を発したり，深呼吸をしたりする

呼吸は随意呼吸とよばれている．随意呼吸の中枢は大脳皮質にある．
　③第3の呼吸
　不安や緊張により呼吸が乱れるなど情動によって変化する呼吸は情動呼吸とよばれている．情動呼吸の中枢は大脳辺縁系の扁桃体にある．
　これら呼吸中枢からの指令と呼吸筋からの情報（フィードバック）が一致していないミスマッチにより息苦しさが生じると考えられている．

b. 心理的要因が呼吸に及ぼす影響

　一般的に安静時の呼吸数は1分間に12〜15回とされており，最大運動時には40〜45回に増加する．運動時の呼吸リズムが乱れると呼吸機能は著しく低下し，運動の遂行が困難になる．

　情動をつかさどる大脳辺縁系の扁桃体にも呼吸中枢が存在するということは，個人の心理状態によって呼吸は大きく変化する．呼吸パターンは個人のもつ不安感と関係しており，不安感が高い者ほど，安静時の呼吸は浅くて速く，不安感が低い者ほど，深くゆっくりとした呼吸をしている．つまり，不安感情は，呼吸を大きく変化させる要因の一つであり，スポーツ競技者は試合前の不安感情や試合中の情動の変化が呼吸機能に大きな変調をもたらす可能性がある．

酸素摂取量

a. 最大酸素摂取量

　酸素を1L消費した際には，約5 kcalのエネルギーが放出されるため，酸素を体内に取り込める量が多いほど，エネルギーの出力は大きい．身体が1分間あたりに摂取する酸素の量を酸素摂取量（$\dot{V}O_2$）とよぶ．運動に必要なエネルギーを合成するには酸素が必要なため，運動強度に依存して酸素摂取量は増大していく．しかし個人の限界レベルの負荷に到達すると酸素摂取量はそれ以上増加しない頭打ちの状態（プラトー）になる．このような最大運動時に得られる酸素摂取量の最大値を最大酸素摂取量（$\dot{V}O_2$max）という（図1-12）．

　最大酸素摂取量は有酸素性作業能力の指標であり，この値が大きいほど全身持久力が優れていると評価される．最大酸素摂取量はクロスカントリースキー，陸上長距離種目の一流競技者でとくに高値を示し，一般人の2倍近い値を有する．サッカーやバスケットボールなどのランニングスピードを長時間維持することが競技成績につながるような種目や，持久力を必要とする競技では最大酸素摂取量が高いほうが有利である．一方で，短い時間で瞬発的なパワーを反復して発揮するようなバレーボールや卓球などの競

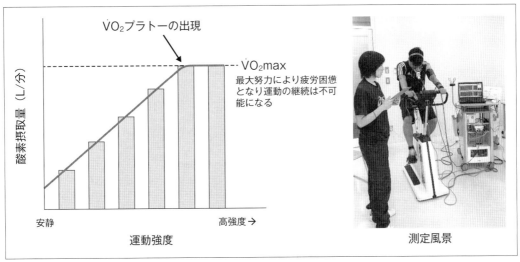

図1-12 運動強度と酸素摂取量の関係

酸素摂取量は，運動強度の増加に伴い直線的に増加していくが，ある地点から運動強度が増加しても酸素摂取量はそれ以上増加しなくなる（プラトー現象）．そのときの酸素摂取量の値を最大酸素摂取量といい全身持久力の指標となる．

表1-2 運動基準2006（最大酸素摂取量の基準値）

	20歳代	30歳代	40歳代	50歳代	60歳代
男性	40	38	37	34	33
女性	33	32	31	29	28

（単位：mL/kg/分）

技者では，一般人よりは高いものの相対的に低値を示す．

最大酸素摂取量は競技者の全身持久力の指標となるだけでなく，一般人においても大変意味のある指標となる．最大酸素摂取量が高い者は，生活習慣病の発症率が低く，生活習慣病予防のための最大酸素摂取量の基準値も示されている（**表1-2**）．したがって，最大酸素摂取量を向上させるような持久的トレーニングを実施することは，競技者のみならず一般人にとっても有用である．

b. 無酸素性作業閾値（anaerobic threshold：AT）

無酸素性作業閾値とは，代謝性アシドーシスおよびそれに伴う呼気ガス諸量の変化が起こる直前の運動強度あるいは酸素摂取量と定義されている．このポイントを評価するために運動負荷の増大に対する換気量の変化に着目して，換気量が急激に増加するポイント（ブレイクポイント）を換気性作業閾値（ventilatory threshold：VT），血中乳酸濃度の変化に着目して急激に血中乳酸濃度が増加するポイントを乳酸性作業閾値（lactate threshold：LT）という．これら2つの指標はほぼ同じ地点を示す．

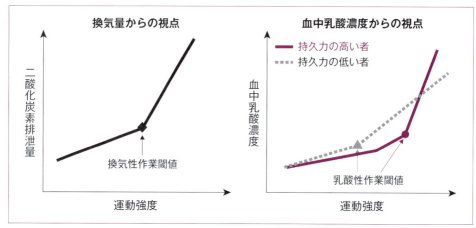

図 1-13　無酸素性作業閾値

　換気性作業閾値では，二酸化炭素排出量の急激な上昇が観察される．運動負荷が小さいときは，糖や脂肪などの基質と酸素を利用しながらATPを産生し，最終的には二酸化炭素と水が排出される（**図 1-4**）．運動負荷が大きくなると酸素を使用して合成するATPだけでは足りなくなる．そこで，酸素を利用せずに糖からATPを合成する解糖系が強くはたらき始める．この過程では同時に乳酸が生成されるが，この乳酸を再びエネルギー源として処理するときに二酸化炭素が産出される．つまり二酸化炭素が急激に増え始めたと同時に血中乳酸濃度も急激に上昇し始めるブレイクポイントが観察される．このブレイクポイントは有酸素系のエネルギー供給機構では遂行できない運動強度に対し，無酸素系のエネルギー供給機構で補い始めるポイントを示す（**図 1-13**）．

c. 酸素借と酸素負債

　運動を行うと運動強度に応じて酸素摂取量が増加するが，運動開始からしばらくは，呼吸による供給量と実際の酸素必要量に見合わない状態が生じる．この運動初期に生じる必要な酸素摂取量の不足分を酸素借という．この運動初期に借りていた酸素（酸素借）は運動終了後に返済することになる．そのため，運動終了後しばらくの間は呼吸が速く，次第に安静レベルに戻る．この運動後に返済する酸素摂取量を酸素負債という（**図 1-14**）．運動後のさまざまな代謝過程の影響で酸素負債は酸素借を大きく上回る．運動後に持続する過剰な酸素消費量をEPOC（excess post-exercise oxygen consumption）とよび，とくに高強度運動後のEPOCは多くなる．

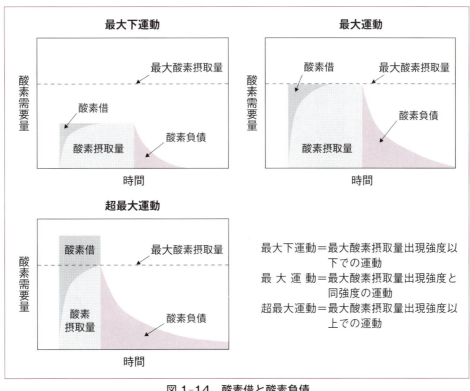

図 1-14　酸素借と酸素負債

3 循　環

a. 心臓・血管のポンプ機能

　ランニングなどの筋収縮と弛緩が交互に現れるようなリズミカルな運動を行うと，収縮する筋が弁をもつ静脈を圧迫するため，静脈血を心臓に押し戻そうとする筋ポンプ作用（**図 1-15**）がはたらいて静脈還流量が増大する．静脈還流量が増えると心筋を伸展させる前負荷（容量負荷）が加わり，それが強い心筋収縮力をもたらすため1回拍出量が増大する（スターリングの法則）．それに加え，運動により心臓交感神経活動が亢進することで1回拍出量は約 100〜200 mL に増加する．さらに心拍数の上昇も相まって，運動時の心拍出量は 20〜30 L/分にまで増加し，全身の血液循環量は安静時の約4〜6倍にもなる．この増大した循環血液量の大半は活動筋に配分される．

　持久力の高い者ではスポーツ心臓とよばれる適応が起こることがよく知られている．スポーツ心臓は，単に左心室内腔の拡大や心筋収縮力の向上だけではなく，大動脈径の拡大と柔軟性の増大も引き起こす．このような大動脈の適応は，心臓から血液が送り出される際の抵抗を軽減するため，心臓から全身へ血液を効率よく送り出すことができる．また大動脈のような太い弾性血管は，心臓収縮期に押し広げられ，心臓拡張期に再び元に戻ることで，心臓から血液の拍出が止まる拡張期においても血液供給が維持され

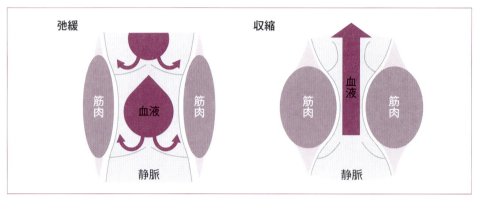

図 1-15　筋ポンプ作用

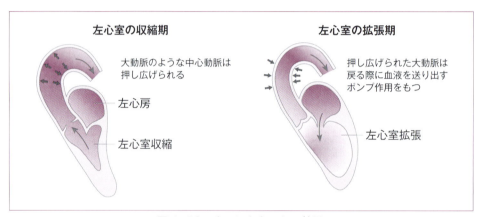

図 1-16　ウィンドケッセル効果

るという効果（ウィンドケッセル効果）に貢献している（図 1-16）．

b. 運動中の血圧上昇

　安静時の血圧は，心拍出量，末梢血管抵抗，循環血液量，血液の粘性，中心動脈の弾性などによって決定される．とくに運動中は活動筋に血液を送るために心拍出量と末梢血管抵抗が変化するため，血圧はダイナミックに変動する．

　運動強度の増加にともない1回拍出量増加と心拍数が増大するため，有酸素運動時の収縮期血圧は直線的に上昇する．しかしながら，拡張期血圧は活動筋の血管拡張による末梢血管抵抗の低下により，安静時と変わらないか下がる傾向がみられる．一方，レジスタンス運動時は強い筋肉の収縮により血管が押しつぶされるため，末梢血管抵抗は上昇する．それに対して心臓は強く血液を送り出すために後負荷（圧負荷）が増大し，収縮期血圧は大きく上昇する．同時に拡張期血圧も収縮期血圧と平行して上昇する（図 1-17）．

D 運動と呼吸・循環 ● 19

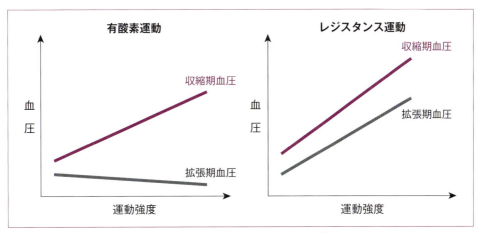

図 1-17 運動様式の違いと血圧の上昇

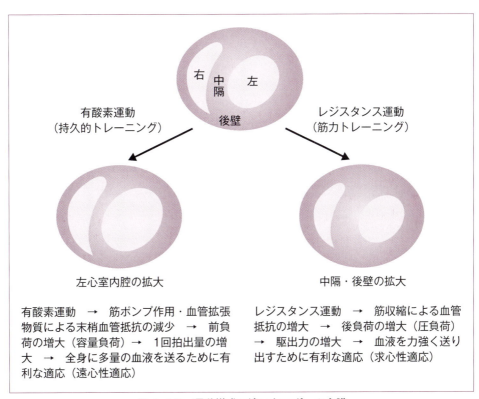

図 1-18 運動様式の違いとスポーツ心臓

c. 心臓にかかる負荷と心臓の適応（スポーツ心臓）

運動様式の違いに対して血圧は異なる応答を示すため，血液を駆出する心臓にかかる負荷は運動様式によって変化する．その結果，心臓も異なる適応を示す（**図 1-18**）．

E 運動とホルモン

運動により変化するホルモン

　運動時には内分泌機能が亢進してホメオスタシスを維持しようとする．運動によるホルモンの分泌応答は，運動の強度や時間に応じてさまざまに変化する．下垂体ホルモンやアドレナリンなどは，最大酸素摂取量（$\dot{V}O_2max$）の50〜60%を超える強度の運動で増加するが，運動時の末梢血管抵抗を下げる心房性ナトリウム利尿ペプチド（ANP）は20〜30% $\dot{V}O_2max$ 程度の運動でも増加し始める．ステロイドホルモンなどは高強度の無酸素運動で分泌が増加する．また運動は生体にとってストレスであるため，ストレス反応の指標であり抗炎症作用をもつコルチゾールは増加する．このように運動を行うことで内分泌系はさまざまな変化をみせる．

　運動により変化するおもなホルモンを表1-3に示す．

運動による骨格筋や骨の成長とホルモン

　レジスタンストレーニングを行うことで筋肥大が誘発されるが，これは蛋白質同化作用および骨格筋や骨の増殖に作用するホルモンの分泌に起因する．

① 骨格筋の蛋白代謝にかかわるおもなホルモン

表1-3 運動により変化するホルモン

エネルギー基質の維持（血糖値，遊離脂肪酸）	アドレナリン（副腎髄質）	肝・筋グリコーゲン分解，脂肪分解
	グルカゴン（膵臓ランゲルハンス島α細胞）	肝グリコーゲン分解・糖新生
	グルココルチコイド（副腎皮質）	糖新生（肝），糖取り込み抑制（筋），蛋白分解
	成長ホルモン（下垂体前葉）	脂肪分解，糖分解抑制（筋）→脂肪分解促進
血圧の維持（血圧上昇）	アドレナリン（副腎髄質）	心筋収縮力の上昇
	ノルアドレナリン	血管収縮（血圧上昇）
	バソプレッシン（下垂体後葉）	腎臓で水の再吸収→血漿量増加→血圧上昇
体水分量の維持（血漿の維持）	バソプレッシン（下垂体後葉）	腎臓で水の再吸収→血漿量増加

成長ホルモン（GH），インスリン，インスリン様増殖因子（IGF-1），コルチゾールなど

② 骨代謝にかかわるおもなホルモン

成長ホルモン（GH），パラソルモン，インスリン様増殖因子（IGF-1），コルチゾール，活性型ビタミンDなど

3 性ホルモン

コレステロールから合成されるステロイドホルモンの合成経路は，男女の性腺および副腎皮質において共通であり，いくつかの酵素の有無により，最終的に合成されるホルモンの種類が異なるだけである（図1-19）．

① 男性ホルモン（アンドロジェン）……筋肥大

テストステロンは，骨格筋の肥大に関与するとされており，高負荷のレジスタンス運動により増加する．

② 女性ホルモン（エストロジェン）……骨成長

エストラジオール，プロジェステロンは運動によって一過性に増加するとされている．しかし，過度のトレーニングにより無月経となっている競技者では性ホルモンの低下がみられ，骨代謝が停滞することによる疲労骨折のリスクが高まる．

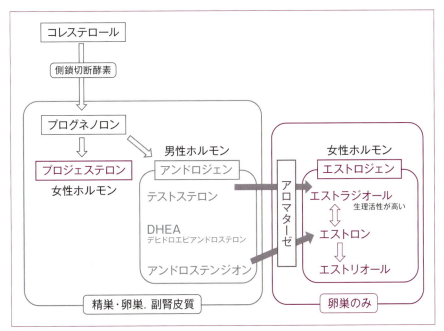

図1-19 性ホルモンの合成機序
性ホルモンはコレステロールを原料としてつくられるステロイドホルモンであり，いくつかの酵素の有無により最終的に合成されるホルモンが異なる．

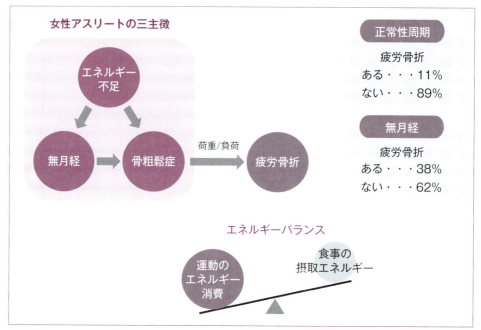

図1-20 女性アスリートの三主徴

激しいトレーニングを続けている女性アスリートは,「エネルギー不足」「無月経」「骨粗鬆症」のリスクがある.これら女性アスリートの三主徴は女性アスリートの健康管理やコンディショニングにおいて重要な問題となっている.
負のエネルギーバランス（消費エネルギーに比べて摂取エネルギーが不足している状態）の積み重ねは,月経異常の原因となる.とくに成長期は骨や筋肉などの組織をつくる大切な時期のため,エネルギー不足にならないようにする必要がある.
（FALプロジェクト：Female Athlete Literacy 女性アスリートリテラシーより引用）

女性アスリートの三主徴（エネルギー消費量がエネルギー摂取量を上回るために生じる）を図1-20に示す.

女性アスリートの月経異常は骨代謝に大きな影響を及ぼすため,注意が必要である.月経異常が生じやすいのは,とくに減量を必要とする競技や,体脂肪が著しく低い競技種目に多い.体操や新体操,フィギュアスケート,陸上の長距離,トライアスロンなどに多くみられる.

F 競技者の運動生理学的特徴

陸上や水泳競技における運動能力は数cmの距離やコンマ数秒の時間などの客観的な単位で競い合う.また,体操やフィギュアスケートなど主観的な判定によって優劣が決定する競技もある.一方で武道や球技等の優れた能力で対峙する相手を打ち負かすことに主眼をおいた競技もある.いずれのスポーツでも,その競技中に最高のパフォーマン

スを発揮する能力が必要とされる．優れた競技成績をおさめるためには，個々人の能力が各競技の要求するパフォーマンスと合致しなければならない．各種スポーツ競技で求められる要素は異なるものの，身体作業能力（エネルギー出力・有酸素性作業能力・無酸素性作業能力），神経筋機能（筋力・技術），心理的要因（動機づけ．戦術）はどの競技においても高いレベルを求められる．

オリンピックでメダルを獲得するような競技者は，そもそも遺伝的素質が大きいともいえるが，いくら競技に有利な遺伝的素質をもっていてもその競技に見合った適切なトレーニングを行わなければ，才能を開花させることはできない．また，競技成績に影響をもたらす身体作業能力や神経筋機能の要素は，トレーニングによってさらなる向上が見込まれるため，競技者が運動生理学的指標を高水準で維持することは競技成績の向上に非常に役立つ．

競技者の有酸素性作業能力

有酸素性作業能力が競技者の運動能力にとって決定的な役割を果たしていることは明らかである．たとえば，運動を実施する際に運動強度が 2.0 L/分の酸素摂取量を必要とする場合には，最大酸素摂取量が 4.0 L/分の者であれば十分に安全な余力をもって運動を実施することが可能である．一方，2.5 L/分の者であれば自身の最大値の近くで運動を実施することとなり，最終的には代謝産物に対する筋の緩衝能力が限界に達してホメオスタシスの破綻をきたすため，運動の遂行は困難になる（**図 1-21**）．ある種目

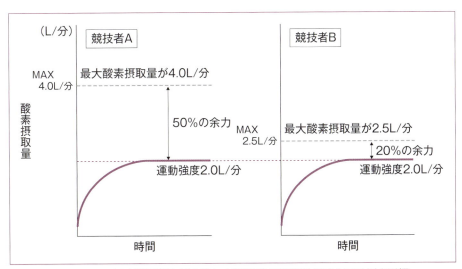

図 1-21　最大酸素摂取量の違いが同強度の運動遂行能力に及ぼす影響
競技者 A と B が同程度の負荷で運動を行った場合，A は B と比較して十分な余力が確保できるため，楽に運動を遂行することができる．

を代表する超一流の競技者は，他の種目のトップレベルの競技者と比べてもなお比較的高い有酸素性作業能力を有しており，高強度な運動パフォーマンスを維持することが可能となる．

 ## 競技特性と間欠的作業能力

　球技などの多くの競技スポーツでは，ダッシュやジャンプを繰り返し行うなど高強度な筋出力と低強度な筋出力を断続的に行うため，定常状態はほとんど成り立たない．したがって，高強度と低強度の間欠的な運動を高い水準で反復できる間欠的作業能力が重要な意味をもつ．

　間欠的な運動を高い水準で継続するためには，運動時間と休息時間を考慮する必要がある．400 Wという高強度の負荷運動では約3分間で疲労困憊に達する対象者が，運動と休息を交互に行う間欠的な運動を行った場合，呼吸および循環系に強い負担をかけずに，高強度運動を長時間こなすことができることが示されている（図 1-22）．この理論を応用して筋力増加を目標とするのであれば，5～10秒の運動期の間に休息期を頻繁にはさむことで一定時間内に筋線維に対して最高の負荷を与えることが可能となる．一方，有酸素系能力の向上が目標であれば，運動時間を2～3分持続することで効果を

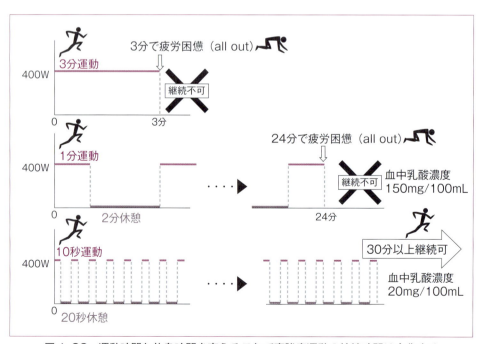

図 1-22　運動時間と休息時間を変えることで高強度運動の持続時間は変化する
間欠運動では運動時間と休息時間を変えることで総運動時間は延長する
・運動時間を長くすれば代謝産物に対する筋の緩衝能力が向上する．
・運動時間を短くすれば筋線維に長時間強い負荷を加えることができる．

得られ，さらに強度を高めれば組織は代謝産物に対する筋緩衝能力の向上が見込まれる．つまり同等の仕事量であっても運動時間と休息時間をコントロールすることで，身体に異なったトレーニング効果を与えることが可能となる．

3 競技者の形態および身体組成

競技によっては，形態的特徴が競技能力に影響を及ぼす種目も多くみられる．身長に関しては，一般男性の平均身長に対して，バスケットボールやバレーボールなどの高身長が競技パフォーマンスに有利な種目については平均身長を大きく上回る．一方，体重別の柔道やレスリングなどの軽量級や体操競技などの種目では低値を示す．

身体組成の体脂肪率については一般男性の平均値（15～20％前後）よりも競技選手は10％前後と低値を示す．柔道やレスリング，重量挙げの重量級種目の選手では17％以上の高値を示すものの，体脂肪が競技に不利益な陸上競技や柔道やレスリング，ウエイトリフティングの軽量級種目の選手は10％以下の低値を示す．競技選手の骨格筋量については一般男性より高値を示す．大きな筋出力を必要とする競技特性をもつ陸上短距離，ラグビーフォワード，ウエイトリフティング，自転車短距離などの選手は，明らかに骨格筋量が多い．一方，陸上長距離，マラソン，競歩などの選手は筋肉の重さ自体が競技に不利益になる場合があるため，骨格筋量は少ない．

2 競技者の外傷予防——概論

A 競技者の外傷予防の概要

1 競技者の外傷発生状況

　競技者にはどれくらい多くの外傷が発生しているのだろうか．独立行政法人日本スポーツ振興センター学校安全部の統計では，中高生の1年間の部活動中の外傷発生頻度は100人中約9.5人である．また，競技レベルの高いサッカーJリーグの統計では1試合当たり（22人中）約1.4人の傷害（脳震盪などを含む）が発生し，なでしこリーグでは1試合に約1人発生している．一方，一般の愛好者や子どもたちが加入しているスポーツ安全保険の統計では，1年間で100人中約1.7人の発生率である．両者を比較すると部活動での活動や競技者は外傷の発生率が高いことがわかる．このように競技者は外傷の発生が多くみられ，外傷発生を予防することが競技者を守る重要なファクターとなる．

2 競技者の外傷治療の歴史と治療から予防への考え方の変化

　競技者の外傷予防は，何か月も競技への復帰が困難となる頭部や膝部，肩部の外傷においてとくに重要となる．

　競技者に発生する外傷として有名な膝前十字靱帯（anterior cruciate ligament；ACL）損傷は，1970年代では治療も予防も困難な外傷として有名であり，競技引退の最大の原因であると考えられていた．さらに当時は「unhappy triad」（不幸の三徴候）という言葉も有名であり，女性の競技者が受傷した場合は全身関節弛緩性等の問題から競技引退が第一選択となっていた．関節鏡視下手術が一般的となった今日では，競技者は靱帯再建術を第一選択とし，ほとんどの選手が復帰できるようになった．それでも復帰まで6～12か月の期間を要するため，予防の重要性が叫ばれるようになっている．

　柔道，レスリング，ラグビーなどのスポーツに多く発生する反復性肩関節脱臼におい

ても，鏡視下手術やアスレティックリハビリテーションの技術の進歩により，けが＝引退といったことはなくなったが，ACL損傷と同様に復帰まで6〜10か月程度の期間を要する．そのため治療技術の進歩を求めるだけでなく，次のステップとしてその前段階である外傷を予防することのほうがさらに重要な意味をもつ時代に突入してきている．

このようにスポーツに多く発生する外傷は治療技術が進歩し，けがによる引退は少なくなったが，復帰までの期間が長くかかり，さらに手術をしても再発をする選手も多いためその予防が重要となってきている．

B 外傷の発生要因

外傷の予防は，治療を前提としたこれまでの考え方だけでは困難である．外傷が発生する要因に関し発生メカニズムだけを理解するのではなく，関係するさまざまな要因を理解し予防を行っていく必要がある．

そのため実際の外傷予防対策の順序は，まず外傷発生に関係する大きな要因を探すところから始まる．原因を明確にしなければ外傷予防対策は講じられない．

たとえば成長期のサッカー選手などに発生するオズグッド・シュラッター（Osgood-Schlatter）病や，少年野球や器械体操選手で多く発生する内側型野球肘の病態がわかっていても，その原因を明確にしていなければ予防の対策は完全なものにはならないからである．その発生リスクを高めている因子を確実に特定することが必要となる．

外傷発生に関与する因子は複数存在するが，なかでもとくに発生リスクを高めるリスクファクター（危険因子）は，この因子なくして外傷が発生しないこともあり，注意深くその因子を特定していくことが必要となる．

unhappy triad（不幸の三徴候）

unhappy triad（不幸の三徴候）は膝前十字靱帯，内側側副靱帯，内側半月板の3つを同時に受傷することを意味し，選手にとって復帰が困難となるネガティブな用語であった．しかし，MRIや関節鏡が発達した今日では単独のACL再建術の復帰時期と他の損傷を合併したACL再建術の復帰時期がほとんど変わらず，さらに実際には内側半月板ではなく外側半月板を同時に受傷することが多いため，用語自体を使用することがほぼなくなっている．

B 外傷の発生要因 ● 29

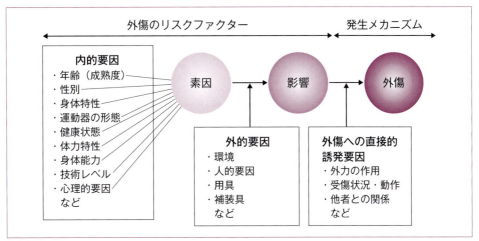

図 2-1　外傷の受傷メカニズム
(Bahr R, et al : Br J Sports Med, 39(6) : 324-329, 2005 より改変)

　外傷の発生する要因は，①内的要因，②外的要因，③外傷への直接的誘発要因，に大別することができる．内的要因とは外傷を受けた人自身に関係する要因のことであり，外的要因とは自分自身ではなく外部から受ける要因のことをいう．さらに外傷への直接的誘発要因とは，外傷の発生メカニズムを含む受傷を誘発する要因のことをさす．内的要因により外傷を生じやすくし，そして外的要因が外傷を導き，外傷への直接的な誘発要因（何かしらの力）が加わりやすくなり，組織が損傷し外傷が発生する（**図2-1**）．これまでの発生メカニズムなどの考え方より，多くのことを多角的に検討し，それ以外の要因も考えながら外傷発生の要因を探していく．

内的要因

a．年齢（成熟度）

　発生しやすい外傷は年代別に異なっている．そのため，各年代の特徴を理解し，競技年代に発生しやすい外傷を理解していく必要がある．好発年齢がある外傷の場合は，年齢に何かしらの意味がある．

　たとえば成長期に好発する外傷では，とくに成長期の発育発達を理解する必要がある．**図2-2**に成長期の発育発達の成長曲線を示す．このグラフは身長が1年間にどの程度伸びたかをみることによって，おおよその成熟度を把握することができる．1年間の身長増加がもっとも著しい時期を最大身長増加時期（PHV年齢：peak height velocity age）とよび，その前の身長が伸び悩む時期を take off age，そして1年間に身長が1 cm 以上伸びなくなった時点を final height age とよぶ．この3点を軸にして成熟段階を phase1 から4 までに分けることができる．骨は長軸に成長するが，筋は骨の成長に

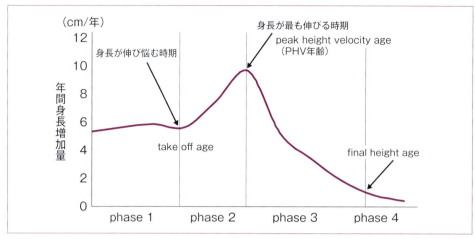

図 2-2　身長成長曲線

より牽引され筋長が増加する．そのため PHV 年齢の前後では，筋が骨の成長に追いつかず筋タイトネス（p41）が増加するため，筋の柔軟性を確保できないとオーバーユースなどを契機とし，骨軟骨部に繰り返しの負荷がかかり，外傷・障害が多く発生する．

b．性　別

　性別により身体の構造が異なるため，外傷の発生要因も異なることがある．とくに性ホルモンの影響は大きい．女性の競技者では，月経前期および月経期では，それ以外の時期より靱帯損傷の発症頻度が高いとの報告もある．また，骨塩量の増大には卵巣から分泌されるエストロゲンの存在が重要であり，無月経により疲労骨折の発症頻度が高くなったり，妊娠中にはホルモンバランスの変化により手根管症候群や腱鞘炎などを発症しやすくなる．また，身体特性や運動器の形態と重なるが，骨盤の形態や大腿骨の前捻角などのアライメントあるいは筋力などは男女差があるため外傷に関係することもある．

c．身体特性

　身体特性としては，前述した年齢，性別のほかに，身長，体重，体脂肪率，筋量，BMI（体格指数），全身関節弛緩性，筋タイトネス，関節可動域などがある．競技者ではこの身体特性が外傷の発生に大きく影響している．
　体脂肪率の増加や過体重は，筋や関節に過剰な負荷がかかり外傷の発生要因となる．女性では体脂肪率が低いと無月経となりやすく疲労骨折の要因となる．

d．運動器の形態

　姿勢も外傷の発生に大きく関与している．骨の配列をアライメントとよび，アライメ

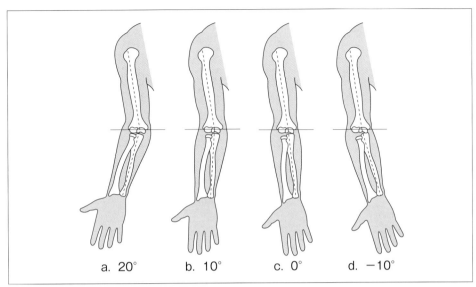

図 2-3 carrying angle
　上腕骨軸と尺骨軸のなす角度．正常値は男性では 10 〜 14°，女性では 13 〜 16°と軽度外反位をとる．上腕骨顆上骨折後の変形治癒や野球における内側上顆の骨端線早期閉鎖などにより内反肘を呈する．生理的外反を呈するので，0°においても内反肘と表現できる．

ントの異常をマルアライメントとよぶ．たとえば上腕骨と前腕骨の配列では，生まれつき生理的外反を有し，これを carrying angle（運搬角）とよぶ（図 2-3）．同様に下肢も生理的外反をもち，大腿骨と下腿骨の配列を FTA（femoro-tibial angle）とよぶ（図 2-4）．アライメントには個人差があるが，生理的な範囲から外れた場合は，力学的に外傷の要因となりやすい．マルアライメントとしては，ストレートネック，内反肘，外反肘，内反股，外反股，内反膝，外反膝，内反足，外反足，扁平足など多くのものがある．また，不良姿勢も筋タイトネスを増加させるだけでなく関節に不適切な負荷を増加させたり，重心の位置異常に影響を及ぼすため外傷の発生要因となりやすい（図 2-5）．

e. 健康状態

　既往歴（これまでの病歴）や現病歴（現在有している病歴）により，発症リスクが増大する外傷もある．疲労は全身の反応時間に影響し，反応時間の遅延により外傷が発生することもある．日々の睡眠時間や睡眠の質，入浴の有無，食事内容，胃腸炎や病気などによる体力の低下なども外傷の発生に関係する．また，外傷が完治していない状態での全体練習参加は再発のリスクが高い．

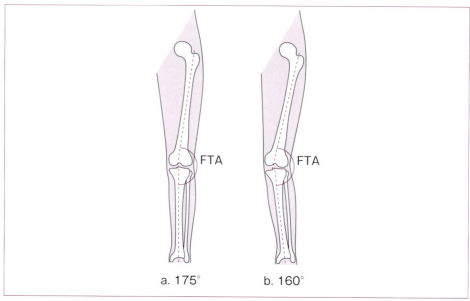

図2-4 FTA
大腿骨長軸と脛骨長軸のなす外側の角度．成人の正常値は男子で175〜178°，女子で172〜176°と軽度外反位をとる．FTAは成長とともに変化する．

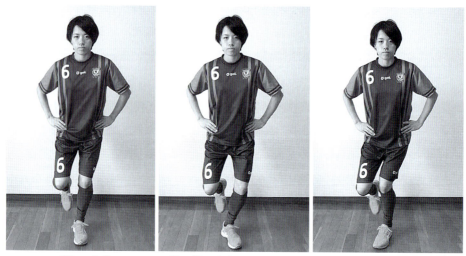

a. 正しい姿勢　　b. 膝が外側を向いた不良姿勢　　c. 膝が内側を向いた不良姿勢
図2-5 片脚スクワットの不良姿勢
正しい位置で運動が行えないと重心の位置に異常を及ぼし，膝部などに外傷を起こしやすい．

外的要因

a. 環　境

　外的要因のなかでは環境がもっとも大きく影響する．環境には，天候，気温，湿度だけでなく，運動環境，移動環境などが関与する．

運動と免疫の関係性

　運動をしている人は風邪をひきにくい!?　そんな話を聞いたことがあるかもしれない．これまでの研究では，軽運動を継続することによって風邪をひきにくくなる．言い換えれば日々健康のために無理せずジョギングを行っている人は免疫が高く風邪をひきにくい．一方，マラソンランナーがレース後に上気道感染症にかかる率は，レースに参加しなかった人に比べて2～6倍も高い．また，シーズン中のトップアスリートは，くしゃみ・鼻づまり・咽頭痛を主症状とする風邪の発症頻度が一般人より3倍も高い．つまり高強度な運動は免疫機能を下げることがある．合宿期間や大会期間中は高強度運動が続き疲労がたまり，チーム全体で免疫機能が下がっているため，上気道感染症や感染性胃腸炎などがチーム内に広まってしまうことがある．そのため，免疫が下がる時期には，うがい，手洗いの徹底で感染を予防する．唾液には分泌型IgAなどの免疫が存在するため，上記感染症のウイルスをブロックするためには，飴を舐めたり，飛行機など乾燥している場所ではマスク着用などで喉を潤し防御機能を働かせることが重要となる．

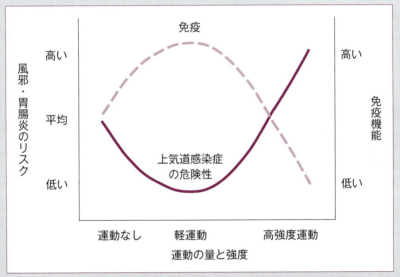

Jカーブ曲線（上気道感染症のリスク）と逆U字曲線（免疫）

　暑熱環境では脚や全身が攣る熱けいれんなどの熱中症が発生することが考えられ，寒冷環境における運動ではウォーミングアップが不足すると筋の損傷が発生したりする．

　運動環境ではサーフェス（路面）やグラウンド・ピッチ（土・芝），コート（床）の状況（硬さ，滑りやすいなど），フェンスの設置場所や広告看板の位置，観客席の近さなどでも外傷が発生する要因となる．

　移動環境では，移動時間や座席の硬さ，飛行機などでは気圧や湿度，時差なども影響する．

コンディションとコンディショニング

　日本スポーツ協会では，コンディションを「ピークパフォーマンスの発揮に必要なすべての要因」とし，コンディショニングを「コンディションをある目的に向かって望ましい状態に整えること」と定義している．この際，コンディションを体調ということだけで捉えてしまうと競技者のコンディショニングの全体像を理解できないことになる．たとえば野球やゴルフ，サッカーなどの野外競技においては，コースコンディション，天候のコンディション，ピッチコンディションなどにおいて成績が左右される．またその要因により外傷の発生も関係してくる．そのため治療やコンディショニングに携わる者は外傷の発生要因と同様に，コンディションに関係する多くの要因を理解している必要がある．

　熱中症の発生を例に出すと暑熱環境でだけでなく，水分摂取や栄養状態，睡眠時間，体力，緊張状態，相手とのレベル差なども関係している．下記の図のように多くの要因が関係していることが理解できる．ピークパフォーマンスの発揮に必要なすべての要因と外傷リスクの発生に関与する要因は同じように考えることができるものが多く表裏一体の関係をもっている．競技者を守るには多くの要因を考えられなければならない．

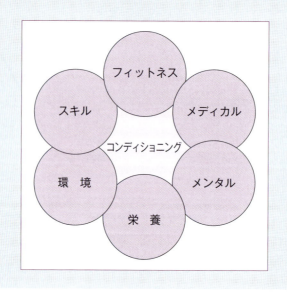

b. 人的要因

　他者が関係する要因である．味方と敵あるいは審判（判定も含む），観客も関係する．

c. 用　具

　シューズの底の減りは，衝撃緩衝能力を低下させ下肢の外傷発生のリスクとなり，競技に用いる先の細い靴などでは，外反母趾の発生に大きく関与する．スパイクのポイントの部位などは足底圧を変化させるため外傷が発生しやすくなることもある．また，さまざまな競技の用具は，衝突やひっかかりなど外傷発生の要因となることも多い．

ジャージーフィンガー（jersey finger）とよばれる用具が関係する名前のついた外傷もある．これはラグビーや柔道において相手のシャツや柔道着に環指がひっかかり，深指屈筋腱付着部裂離骨折が起きるものである．

d．補装具

補装具とはサポーターやテーピング，バンテージなどのことをいう．これらにより身体を守る手助けをしているが，マイナス要因として接触性皮膚炎が発症したり，水疱形成の要因となるだけでなく，アライメントを変化させ外傷につながることもある．アスレティックリハビリテーションの時期にテーピングを使用しなかったり，適切に使用しないと捻挫などの外傷を発生させてしまうこともある．

3 外傷への直接的誘発要因

a．外力の作用

外力には直達外力と介達外力がある．直達外力とは，直接的に受傷部位に外力が作用するものをいう．介達外力とは，受傷部位に間接的に外力が作用するものをいう．膝の外傷では，タックルを膝に直接受け受傷した場合は直達外力であり，着地時やカッティング時に膝を捻った場合は介達外力となる．

外力の作用にはそのほか，骨や筋，関節に対する牽引力や圧迫力，屈曲力，捻転力，剪断力といったバイオメカニクス的な力の作用，反作用が関係する．

b．受傷状況・動作

受傷状況・動作は「発生メカニズム（発生機序）」などといわれるが，外傷が起きる際の受傷肢位および状況のことであり，外傷につながる最後の重要な出来事である．たとえば図2-5cのような姿勢では，膝の内側に外反モーメントが発生し，内側側副靱帯に負荷がかかっているが，外傷が起きる際は，組織に生理的な限界を超えた何かしらの外力が誘発し作用する．

近年，外傷の受傷状況を詳細に分析するためビデオを用いた外傷の動作解析が行われ，詳細な受傷状況がわかるようになってきている．これにより競技における外傷の発生メカニズムには典型的なパターンがあるものが多いことがわかっている．

1回の外力で発生する外傷以外にも，外傷・障害の発生には点ではなく，線で発生までの受傷状況を考えなければいけないものもある．たとえば成長期に発生する内側型野球肘では，発症に1週間あるいはそれまでの投球数も関係してくる．

c. 他者との関係

他者との位置関係や実際の接触プレー，衝突の有無などが外傷発生の誘発要因となる．

C 外傷の予防対策

外傷の予防対策作成の流れ

　効果的に競技者の外傷予防を行うには，さまざまな外傷発生の要因を理解したうえで，競技別・年代別などに外傷発生の傷害調査を正確に行うところから始まる．その傷害調査から各外傷の発生率，重症度などの実態を明らかにし，発生しやすい外傷を特定する．つぎにその外傷の受傷メカニズムを内的要因，外的要因の何に特徴があるかを検討し，外傷への直接的な誘発要因の状況をビデオ分析の結果なども用いて詳細に調査し，そのなかでいくつかのリスクファクターを抽出することが必要になる．リスクファクターが抽出されればそれらをもとに外傷予防対策を考案・実施する（図2-6）．多くの場合，リスクファクターは1つではなく複数が関係している．

　たとえばサッカーにおいて発生した下腿部の打撲の場合，受傷した選手のほかに，相手チームの選手や用具（シンガード・すね当て），ピッチの芝の状況，天候，ボールの位置などのさまざまな要因が打撲の発生と重症度に関係しており，相手に蹴られたというような直接的な誘発要因だけでなく，多角的に外傷発生の要因を捉えることが必要である．

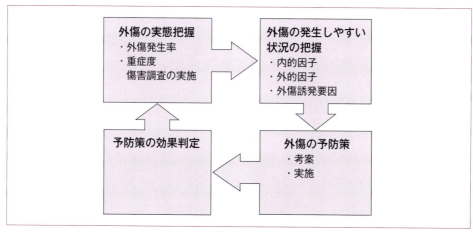

図2-6　外傷の予防対策の流れ
(van Mechelen W, et al : Sports Med, 14(2) : 82-99, 1992 より改変)

2 外傷の実態把握および競技者の外傷の発生しやすい状況

　競技者の外傷調査を行うことによって，年代，性別，競技レベルごとの発生率や外傷の重症度を把握することができる．多くの外傷は，男女差，体組成，健康状態，身体能力，運動器の形態，選手のもつ技術レベルなどの内的要因，試合時の天候，路面の状態，用具，防具などの外的要因，また，転倒やジャンプの着地，相手との接触などの外傷発生時の状況のいずれかに特徴がある．

3 競技者の外傷の予防対策

　外傷発生の予防を行うには，外傷調査などで明らかにされているリスクファクターに対し予防対策を行うことが重要となる．たとえば膝前十字靱帯損傷を予防する場合には，これまでのリスクファクターである「女性」「knee in」などのキーワードに対し，女性に発生しやすい要因の検討や knee in を改善できるトレーニングを行いアプローチしていくことになる．すなわち男性より劣っている筋力に対するアプローチや動作習得のためのアジリティトレーニング，大腿骨の前捻角が大きいことによる膝の外反着地を正しいジャンプ着地にする教育などによりリスクを変化させていく．これまでの調査によって得られたリスクファクターに対しアプローチを行いリスクを減らし，外傷予防とするのである．そのため同じ外傷であっても競技が異なれば運動様式が異なるため，実際にはそのリスクファクターに対するアプローチは異なることになり，さらに年齢，男女差，技術によっても当然異なることが考えられる．

　外傷の発生メカニズムを検討することによって対策を得られるものとして脳震盪があげられる．場合によっては外傷予防のキーワードが内的要因や外的要因ではなく，直接的な誘発要因である外傷の発生メカニズムにあることもある．サッカーにおける頭部外傷予防では，近年ヘディングにおける脳震盪の発生に関しての研究が進んでいる．女性では内的要因も関係しており，頸部筋力が弱いためにボールスピードに負けてヘディング自体で脳震盪を起こしてしまうことがある．そのため，正しいヘディング技術の獲得や頸部筋力の向上が予防対策のキーワードとなっている．一方，男性で同じことがいえるかといえばそうでなく，ボールではなくヘディングの競り合いの際に相手選手の頭や肘が衝突することにより発生している．そのような場合には，肩部以上に肘や手をあげてはいけないなどのルール改正やルールの遵守を徹底させるなどの必要性があり，問題点の提起をスポーツ医学に関する学会などで行い，協会や団体が主導となってルールの遵守やフェアプレーの徹底を啓蒙していく必要がある．

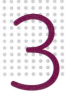

3 競技者の外傷予防のための実技

　競技者の外傷を予防するためには，これまで学んだ多くの要因の知識だけでなく，技術が伴わなければならない．内的要因へのアプローチとしては，身体組成の改善や柔軟性の向上，アライメントの修正，筋力の増強などがあげられる．外的要因に対しては，テーピングなどの補装具へのアプローチが可能である．これらの要因を抽出するには，個々のリスクファクターをメディカルチェックなどでスクリーニングすることが必要となる．本章では，外傷予防に必要なこれらの知識と技術を学んでいく．

A メディカルチェック─評価と測定

　外傷を予防するには，シーズン前や大会前にメディカルチェックを行い，冠動脈疾患などの重大な疾病を発見するだけでなく，外傷が発生する可能性のある部位を探し出し予防に役立てていくことが重要となる．施術所などにおいては，患者が来院した際に治療の一環としてメディカルチェックや検査・測定，評価を行っていく．

　メディカルチェックには内科，整形外科，歯科，心理などさまざまなものがあるが，整形外科的メディカルチェックは必ず理解する必要がある．競技者においては，現在症状がなくとも，シーズン中に疼痛が発生し競技から離脱することもある．そのためシーズン前などに行う整形外科的メディカルチェックの意義は大きい．図3-1 に国立スポーツ科学センターで行われているメディカルチェックのフィードバック用紙を示す．

　基本的事項として，まず問診やアンケート調査によりこれまでの競技歴や既往歴，成長期であれば身長成長曲線の把握などを行っていく．次に部位別のチェックを行う．その際，女性の競技者では骨密度の検査や貧血に対する検査もあわせて行っておくことが望ましい．

　第2章の内的要因の身体特性で説明した「全身関節弛緩性」や「筋タイトネステスト」の方法は必ず理解しておく．関節可動域の測定では明らかとすることができない筋の柔軟性や関節の弛緩性を評価し，筋タイトネスや全身関節弛緩性をもつ競技者を抽出しておくと，外傷予防を行うためのプログラム作成時にはそれらが有益な情報となる．また，アライメントは競技によって測定が必要な関節が異なるが，多くのメディカル

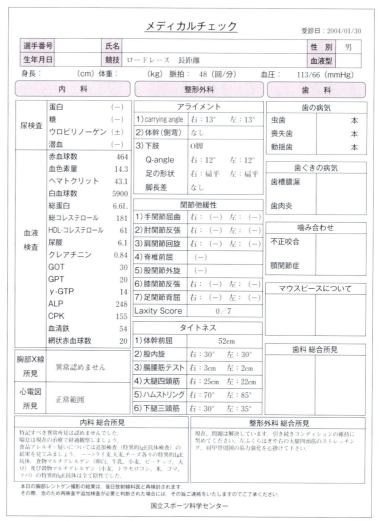

図 3-1 メディカルチェックフィードバック用紙
(内田彰子, ほか:臨床スポーツ医学 2004, 21 臨時増刊号:519-524 より引用)

チェックで測定する Q-angle と leg-heel alignment（後述）などのアライメントも同様に外傷予防を行う際に必要な情報となる．

 ## 全身関節弛緩性テスト

　全身関節弛緩性とは，先天的に靱帯や関節包が緩く関節が正常の可動域よりも過剰に動く状態をいう．わが国では全身7か所の柔らかさを判定し，3か所程度が陽性だった場合に全身の関節に弛緩性を有していると判定する東大式を採用することが多い（**図3-2**）．全身関節弛緩性を有していると靱帯損傷などの発生率が高くなる．

　全身関節弛緩性は両側あるものは0.5点ずつ，脊柱などは1点とし，加点法で3点以

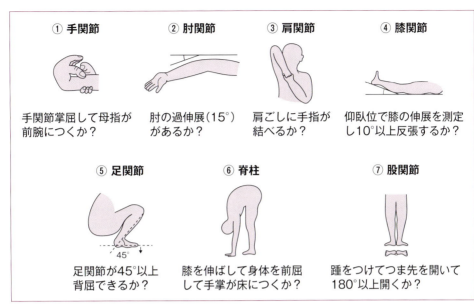

図 3-2　全身関節弛緩性テスト

①手関節：掌を上にして手関節を母指とともに掌屈し，母指が前腕につく場合を陽性とする．
②肘関節：肘関節の過伸展が15°以上ある場合を陽性とする．
③肩関節：背中で指が握れたら陽性とする．
④膝関節：膝関節の過伸展が10°以上ある場合を陽性とする．
⑤足関節：膝を曲げた状態で足関節が45°以上背屈した場合を陽性とする．
⑥脊　柱：立位体前屈で手掌がすべてつく場合を陽性とする．
⑦股関節：立位で踵をつけた状態で股関節を外旋し，足部が180°以上の場合を陽性とする．

上あれば一般的には全身に関節弛緩性ありと評価される．3点以上としている理由は，野球やバスケットボールなどではスナップ動作などが多く，関節弛緩性がなくとも利き手の手関節などは陽性となってしまうためである．一方，関節弛緩性を実際は有しているにもかかわらず筋タイトネスによって各テストが陽性とならず2点となる場合もある．大人数をメディカルチェックで実施する際は3点以上とするが，個々の競技者をみる場合は点数ではなく筋タイトネスや競技特性との関係をみながら総合的に判断する．

2 筋タイトネステスト

　筋タイトネスの測定は，関節可動域測定では評価できない筋の柔軟性を評価するものである．膝関節の屈曲で可動域が正常であっても，キック動作では屈曲制限が認められることがある．関節可動域測定では二関節筋である大腿直筋の影響を考慮し，股関節屈曲位で行うためである．筋タイトネステストは競技を考慮したテストが多く，それらの代償運動やタイトネスを評価している．下肢の筋タイトネステストが一般的であり，競技別に肩関節の測定項目を増やしたり，競技によって内容を変化させる．

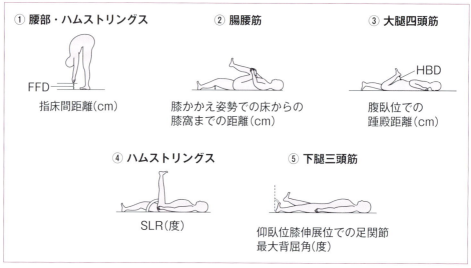

図 3-3　下肢の筋タイトネステスト

①腰部・ハムストリングス：立位体前屈で指床間距離（finger-floor distance；FFD）を計測する．
②腸腰筋：背臥位にて検査側と反対の股関節・膝関節を屈曲し膝を腋窩に向かって引きつけた際の検査側の床から膝窩までの距離を計測する．
③大腿四頭筋：腹臥位にて膝関節を屈曲させ，抵抗感により殿部に踵がつかない場合，その踵殿距離（heel-buttock distance；HBD）を計測する．最終抵抗感（end feel）を感じる位置まで屈曲する．強く押しつけると尻上がり現象（図 3-26）が起きてしまうため注意する．
④ハムストリングス：SLR（straight leg raising：下肢伸展挙上）を行い，大腿後面の伸張感を感じた位置で角度を測定する．
⑤下腿三頭筋：背臥位にて膝伸展位で最大背屈位を測定する．

a. 下肢の筋タイトネステスト

　筋タイトネスは筋の硬さを示す指標である．よく用いられる下肢の筋タイトネステストを図 3-3 に示す．外傷の発生には筋の硬さが関与すると考えられており，競技では筋の張りがないとよいパフォーマンスは出せないが，疲労した筋肉では筋タイトネスが増加し，関節可動域が低下する．

全身関節弛緩性・筋タイトネスと競技力

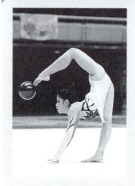

　全身関節弛緩性を有していると競技力が高くなると考えられがちであるが，トップアスリートの全身関節弛緩性の陽性率は，一般の運動愛好家や競技者の陽性率と変わらないことが多い．全身関節弛緩性を有さず体が硬いトップアスリートも多くいるが，小さいときからの積み重ねで関節可動域を大きく保っている．骨格が完成する 15 歳ごろまでに関節可動域をストレッチングなどで大きくしておくことが競技者には重要である．

A　メディカルチェック—評価と測定　● 43

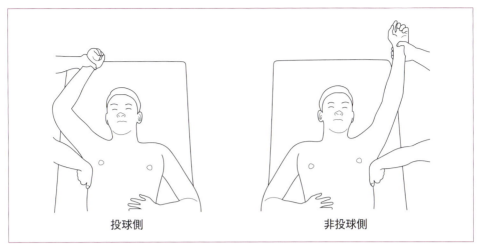

図 3-4　外転テスト（CAT）

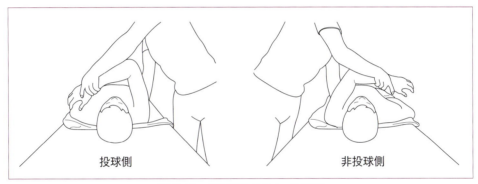

図 3-5　水平屈曲テスト（HFT）

b. 肩関節のタイトネステスト

①外転テスト（combined abduction test；CAT）：背臥位にて行う．肩甲骨を徒手で固定し，肩甲上腕関節の外転角度を測定する（**図 3-4**）．

②水平屈曲テスト（horizontal flexion test；HFT）：背臥位にて行う．肩甲骨を徒手で固定し，水平屈曲の角度を測定する（**図 3-5**）．

3　アライメント測定

外傷が多発する要因の一つとしてマルアライメントがあげられる．競技者は同じ動きを毎日何百回とすることも多く，1つのマルアライメントが競技生命に影響を与えることもある．アライメントの測定では，競技によって測定する部位が異なるが，下肢はすべての競技において土台となるため測定がよく行われる．

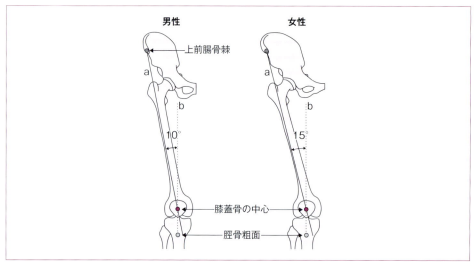

図 3-6　Q-angle

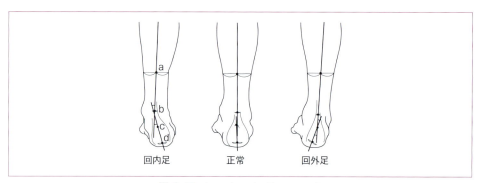

図 3-7　Leg-heel alignment

下腿遠位 1/3 の中点（a）とアキレス腱部の中点（b）を結ぶ線と踵骨隆起（c）と踵骨の中点（d）を結ぶ線が交わる角度を測定する．

a. Q-angle

　大腿四頭筋の作用軸を表すものである．大腿四頭筋の起始は下前腸骨棘であるが，ランドマークとして触診可能な上前腸骨棘と膝蓋骨中心を結んだ線（図 3-6 a）と膝蓋骨中心と脛骨粗面を結んだ線がなす角度を測定する（図 3-6 b）．荷重位や非荷重位，男女，年齢によって大きく変化する．女性のほうが角度が大きく，若年の女性では 15〜20°以上で陽性とすることが多い．

b. Leg-heel alignment（図 3-7）

　回内足や回外足の評価を行うものである．荷重位や非荷重位，荷重位でも踵をつけるか肩幅で立つかで測定値が変化するため同じ姿勢で評価する．下腿後方より測定し，アキレス腱の中心を基本とし，下腿中央とアキレス腱の中央を結んだ線と踵骨中央と踵骨隆起の中央を結んだ線の角度を測定する．leg-heel angle と表記することもある．

B 外傷予防に必要なコンディショニングの方法と実際

　コンディショニングとは，ピークパフォーマンスの発揮に必要なすべての要因をある目的に向かって望ましい状態に整えることである．外傷予防に必要なコンディショニングということを考えると，その要因のなかには受動的なパートナーストレッチングやテーピング，治療などを含むケアの部分や，能動的に行うアイシングやストレッチングなどのセルフケアも含まれる（図3-8）．

　競技者の1日の生活のなかで柔道整復師やトレーナーが接することのできる時間は限られているため，コンディショニングにセルフケアはなくてはならないものである．現在では海外で競技を行う競技者も多く，チームや国が異なってもコンディションを維持していけるようにする必要がある．

ローラーによるセルフケアの方法と実際

　競技者は日々練習をしているため，負荷が積み重なって筋や筋膜が硬くなり，関節可動域が減少することがある．関節可動域の減少や筋・筋膜の伸張性の低下は外傷発生の要因の一つとなる．そのためセルフケアにおいて柔軟性を獲得することが重要となる．

　セルフケアでは，手で行うと届かない部位が出てくる．図3-9にローラーを用いた方法を示す．一部位20～30秒（左右）を基本としてリラックスした状態で行う．

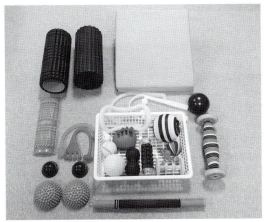

図3-8　セルフケアに使用するさまざまなケア・エクササイズ用品
セルフケアではさまざまな道具や方法を用いて，疲労のある部位などにアプローチしていく．

46 ● 3 競技者の外傷予防のための実技

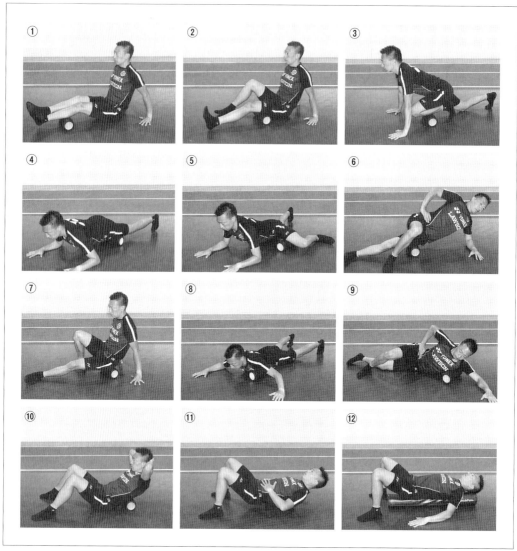

図3-9 ローラーによるセルフケア

一部位20〜30秒（左右）を基本としてリラックスした状態で行う．
①下腿後面：座位でローラーに下腿をのせ，前後方向に動かす．左右の脚を行う．
②大腿後面：座位でローラーに大腿後面をのせ，前後方向に動かす．左右の脚を行う．
③下腿前面：座位でローラーに下腿前面をのせ，前後方向に動かす．左右の脚を行う．
④大腿前面：腹臥位でローラーに大腿前面をのせ，前後方向に動かす．左右の脚を行う．
⑤大腿内側：腹臥位で股関節を外旋させ，ローラーを大腿内側に縦に置き，左右方向に動かす．左右の脚を行う．
⑥大腿外側：側臥位でローラーに大腿側面をのせ，前後方向に動かす．左右の脚を行う．
⑦殿部：座位でローラーに殿部をのせ，前後方向に動かす．左右の脚を行う．
⑧胸部：腹臥位でローラーを大胸筋部から上腕二頭筋部に縦におき，左右方向に押し付けながら動かす．左右の胸部を行う．
⑨脇部：側臥位でローラーを腋窩から広背筋部におき，前後方向に動かす．左右の脇部を行う．
⑩腰背部1：ローラーを横におき，腰背部をのせ前後方向に動かす．
⑪⑫腰背部2：ローラーを縦におき，左右方向に動かす．腰部痛のある競技者の場合，ローラーを左右に動かすと痛みが出ることがあるので注意する．⑫のようにポールが長いと安全に行うことができる．

2 アイシングの方法と実際

　アイシングの効果は急性期，慢性期ともにいまだ解明されていないことが多いが，慢性症状ではアイシングによって練習後の炎症にともない起こる浮腫を軽減し，炎症を緩和する．疼痛は炎症の緩和にともなって，自覚症状とともに緩和される．オーバーユースから外傷・障害を起こさせないポイントは，翌日に疼痛や炎症を悪化させないことである．ジャンパー膝のMRI画像では，練習後1時間以内に20分間のアイシングを行うことによって練習前と同等にまで浮腫が減少していることがわかる（図3-10）．日々のコンディショニングとして，翌日に痛みや疲労を残さないことは重要であり，アイシング方法とそのメカニズムを正しく理解し指導できる必要がある．

　アイスバッグや氷嚢の作製において重要なことは氷の温度である．製氷機の氷は0℃以下にはならないが，一般的な家庭用の冷蔵庫の冷凍室でつくられた氷は−18℃程度まで表面温度が下がっていることもあり，氷の表面に霜が付いている場合は凍傷の原因になるため必ず水を入れて表面を溶かした状態で使用する．アイシングを行う際は患部を冷やしやすくするため，皮膚との接触面積を大きくすることがもっとも可能なクラッシュアイスが適しており，次にキューブアイス，ロックアイスの順番となる（図3-11）．氷をブロックで購入した場合はピッケルなどで小さくすることも考慮する．

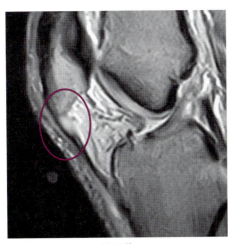 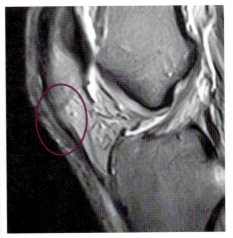

練習後　　　　　　　　　　　　アイシング20分後

図3-10　ジャンパー膝を有する競技者のMRI画像（T2*強調画像）
膝蓋腱内の信号強度は練習後に浮腫などの影響で高くなり，白く映っている．アイシングにより膝蓋腱内の浮腫などの白い高輝度領域は減少していることがわかる．

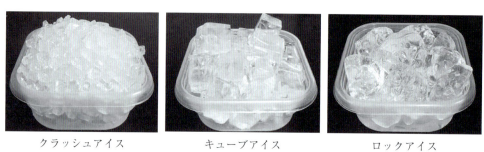

クラッシュアイス　　　　キューブアイス　　　　ロックアイス

図3-11　アイシングに適している氷の選択

皮膚との接触面積を大きくすることが重要であり，クラッシュアイス，キューブアイス，ロックアイスの順で適している．

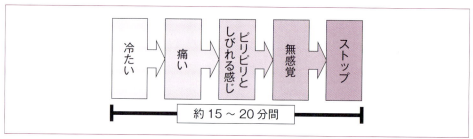

図3-12　アイシングの時間

アイシングの時間は一般的に15〜20分といわれている．最初は痛みを感じるが，その後ピリピリ，チクチクと痺れて感覚が麻痺し無感覚となる（**図3-12**）．しかし，アイシングは脂肪の厚さに影響されるため，競技者では目的とする筋や軟部組織が冷却されるまで15分もかからず約10分でほとんど冷却されてしまう．そのため，最長でも20分とすることが望ましい．

セルフケアで実施する場合は，凍傷のリスクも考慮し，最長でも20分として指導する．家庭用冷蔵庫の氷や保冷剤を使用する場合には必ず前述の注意点を伝えることが必要である．

図3-13〜15に氷嚢のつくり方およびそのアイシング方法を示す．

B 外傷予防に必要なコンディショニングの方法と実際 ● 49

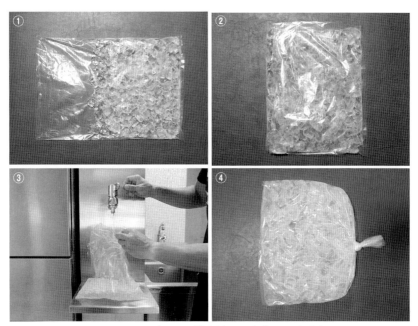

図3-13 ビニール袋を使った氷囊のつくり方
①1/2から2/3程度まで氷を入れる（袋が結べるくらいの長さを残すため入れすぎない）．
②長方形に形を整える（2段目にある氷はアイシングに使用されないむだな氷となってしまうため，平坦に並べる）．
③すぐに使用する場合は，皮膚になじみやすくし，とがった氷によりビニール袋が破けることを防ぐため水を少量入れる．
④空気を吸って真空とし，接触面積を大きくした状態でねじってきつく縛る．

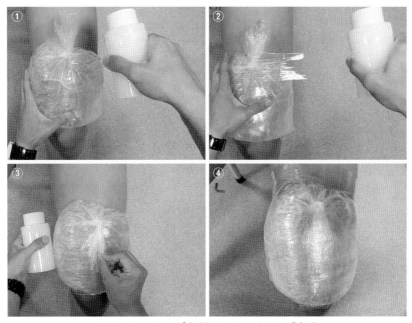

図3-14 ラップを利用したアイシング方法
①②氷の上のみラップにテンションをかけ，圧迫しながら巻いていく．③④水が漏れないように，結び目は必ず体の上側にして結び目もラップ内に折り込んで実施する．

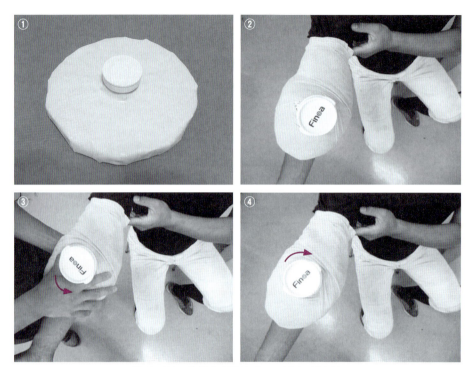

図3-15　氷囊を使用したアイシング方法
①氷を平らに並べて空気を抜きながら氷囊をつくる．
②氷囊をバンデージで固定すると，バンデージに氷囊が圧迫され空気が上にたまってくるため密着度が低くなる．
③蓋を軽く開き氷囊を圧迫して空気を抜く．軽くたたいてもよい．
④蓋を閉め完成．

ストレッチングの方法と実際

　柔軟性の改善と疲労の回復にはストレッチングが有効である．しかし近年，スタティックストレッチング（次頁）はウォーミングアップで行うと筋反応の低下が起こり，筋力，スピード，パワーといったパフォーマンスを低下させるといった文献が散見されるようになり，スタティックストレッチングは行う必要がない，あるいはしてはいけないといった情報が競技現場に伝わり，行われなくなってきている．

　しかし，効果に否定的なほとんどの研究が実験としてのものであり，新体操，器械体操，飛び込み，フィギュアスケート，チアリーディングなどの大きな関節可動域を必要とする採点系競技やオーバーアームスポーツの肩関節などでは，動的ストレッチングの前にスタティックストレッチングで関節可動域を拡大しないと競技ができないといった競技者の声もある．研究結果と競技現場の声は条件が異なるため必ずしも一致しないといったことも理解しておく必要がある．また，多くの研究ではウォーミングアップで行うストレッチングではなく，関節可動域の拡大や回復には動的ストレッチングよりスタ

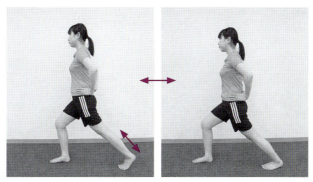

図3-16 バリスティックストレッチング
左下腿三頭筋およびアキレス腱のストレッチングである．反動をつけてストレッチングを行っている．

ティックストレッチングのほうが適しているとされている．

　競技現場で用いられるストレッチングの方法としては，スタティックストレッチングのほかに，動的ストレッチングであるバリスティックストレッチング，ダイナミックストレッチング，徒手抵抗ストレッチングなどがあげられ，ウォーミングアップで行うもの，トレーニング後に行うもの，日々行うものと効果を理解しながら選択して行う必要がある．動的ストレッチングのバリスティックストレッチングとダイナミックストレッチングは，厳密には動きのなかで分けられず，一連の動きのなかで両者を行っているものも多い．近年，動的ストレッチングは，筋活動の活性化を目的にムーブメント・プレパレーション（p94）としてウォーミングアップで行うことも多い．

　以下に各方法について解説する．

1）スタティックストレッチング

　スタティックストレッチングは静的ストレッチングとも呼ばれ，反動や弾みをつけずにゆっくりと筋を伸長させる方法である．練習後や入浴後のストレッチングに適しており，お風呂上りなど体が温まった状態で行うと効果的であり，20〜30秒程度その姿勢を維持する．関節可動域の拡大や疲労により減少した関節可動域の回復を目的に日々行うことが効果的である．

2）バリスティックストレッチング（図3-16）

　動的ストレッチングの一つで，リズミカルに反動や弾みをつけて行うストレッチングである．長座位で腰背部・ハムストリングのストレッチングを行う際に弾みをつけて行ったり，アキレス腱のストレッチングとして行うものである．反動を利用するため，効果的に柔軟性を高められるが，急激な伸張により，筋線維や腱の微細損傷を起こす可能性があるため，注意を要する．

3）ダイナミックストレッチング（図3-17）

　バリスティックストレッチングと同様に動的ストレッチングの一つであるが，拮抗筋

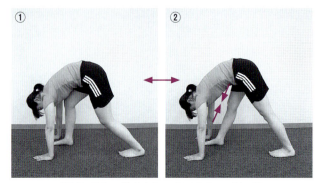

図3-17　ダイナミックストレッチング
右ハムストリングスのダイナミックストレッチングである．右大腿四頭筋に力を入れて収縮させながら（②），膝を伸展しハムストリングスをストレッチングする．

の自動運動を行い相反性神経支配を用いたストレッチングである点が異なる．言い換えると，関節の運動を自分でコントロールしながら行うものであり，ハムストリングスのストレッチングを行う際は，大腿四頭筋の収縮に意識を向けながら膝関節の伸展を行う．

主動筋が収縮しているとき，拮抗筋は弛緩し，運動がスムーズに行えるように働くことを相反性神経支配といい，動きのなかで相反性神経支配を利用したストレッチングがダイナミックストレッチングとなる．柔軟性を高めるだけでなく，神経系の働きなども促通する．

4）徒手抵抗ストレッチング

2人組で行う筋収縮後の弛緩作用を狙ったストレッチングである．アイソメトリック法とアイソトニック法の2つの方法があるが，動きをともなうかどうかの違いである．PNFストレッチングともよばれ，ストレッチングを狙う対象筋の随意の筋活動により筋・腱の感覚受容器が刺激され，続く静的ストレッチングにより弛緩作用を高める方法である．ストレッチング効果が高く，短時間で関節可動域を拡大させることができる．

（1）アイソメトリック法（PNFホールドリラックス）（図3-18）

対象筋に痛みや抵抗感がなく最大限に伸張した角度から開始し，関節運動が起こらないように抵抗をかけたまま2～5秒のアイソメトリック（等尺性収縮）により筋発揮を行わせ（図3-18①），その後，力を抜いた状態で可動域が広がった角度まで施術者がスタティックストレッチングを行う（図3-18②）．2回目以降は，可動域が広がった場所から筋発揮を開始する．これを3～5回繰り返す．

（2）アイソトニック法（PNFコントラクトリラックス）（図3-19）

アイソメトリック法に関節運動をともなうコンセントリックな収縮を加えた方法である．対象筋に痛みや抵抗感がなく最大限に伸張した角度から開始し（図3-19①），2

B　外傷予防に必要なコンディショニングの方法と実際　● 53

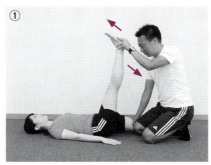 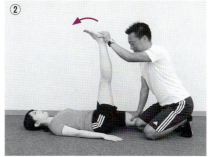

図 3-18　徒手抵抗ストレッチング（アイソメトリック法）

関節角度を変えずに 2～5 秒の最大等尺性収縮（①）の直後に脱力させ，筋を弛緩させた状態でスタティックストレッチングを行い関節可動域を広げる（②）．これを 3～5 回繰り返す．

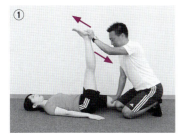 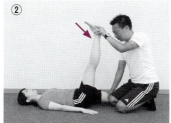 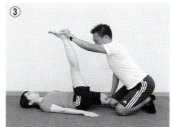

図 3-19　徒手抵抗ストレッチング（アイソトニック法）

抵抗をかけながら股関節が少しずつ伸展するような求心性収縮により 2～5 秒間力を発揮させ（①②）一気に脱力させる．筋を弛緩させた状態でスタティックストレッチングを行い関節可動域を広げる（③）．これを 3～5 回繰り返す．

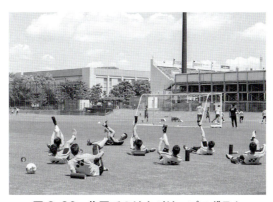

図 3-20　集団でのリカバリープログラム

～5 秒のコンセントリック（求心性収縮）により筋発揮を行わせたあと一気に脱力させる（**図 3-19** ②）．その後，可動域が広がった角度まで施術者がスタティックストレッチングを行う（**図 3-19** ③）．2 回目以降は，可動域が広がった場所から筋発揮を開始する．これを 3～5 回繰り返す．

5）パートナーストレッチングの実際

　チーム単位でウォーミングアップやクールダウン，リカバリープログラムを行う場合，人数的な問題からセルフでのストレッチングになるが（**図 3-20**），運動学を理解

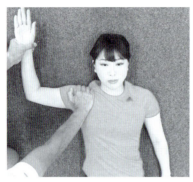
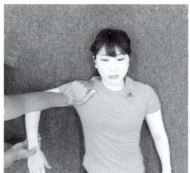

図 3-21　肩関節外旋筋群，内旋筋群

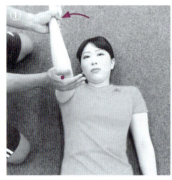
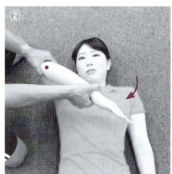
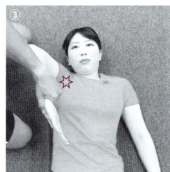

図 3-22　肩関節外旋筋群，内旋筋群（肩関節屈曲 90°）

した施術者がいる場合はパートナーストレッチングのほうが効果が高い．以下にパートナーストレッチングのなかで代表的なストレッチングをあげる．

a．肩部のストレッチング

1）肩関節外旋筋群，肩関節内旋筋群（図 3-21）

肩関節の内旋を行うと肩関節外旋筋群，外旋を行うと内旋筋群が伸張される．肩関節外転 90°におけるストレッチングでは，上腕骨頭を上から押さえ，内旋した際に骨頭が前方移動し疼痛を起こさないように注意する．エンドフィールを感じることが大切である．

別法として肩関節屈曲 90°におけるストレッチングでは，関節の基本軸がずれないように固定し（図 3-22 ①），内旋，外旋を行う（図 3-22 ①②）．オーバースロー系の競技では，ゼロポジションなどさまざまな肢位でストレッチングを行う．

無理に内旋しようとすると前方部がインピンジし，前方関節唇などを損傷する（図 3-22 ③）．

2）水平屈曲

肩甲骨の外転を制限するために肩甲骨外側縁を固定し，競技者の前腕部あるいは肘部

B 外傷予防に必要なコンディショニングの方法と実際 ● 55

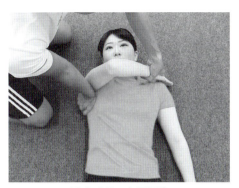

図3-23 水平屈曲

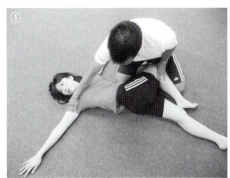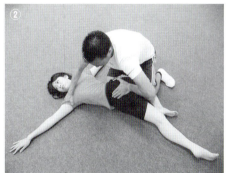

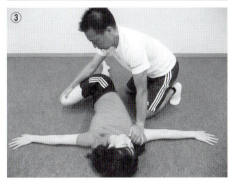

図3-24 腰背部屈曲・回旋

を持って水平屈曲する（**図 3-23**）．

b. 腰背部のストレッチング

1）屈曲・回旋（**図 3-24**）

肩部前方をしっかり前方から押さえ，大腿部を回旋させストレッチングする（**図 3-24**①）．殿部を押さえると回旋を強くできる（**図 3-24**②）．大腿部を手前側に引くと殿部を押さえることができるため，さらにストレッチングが可能である（**図 3-24**②）．逆側からストレッチングしてもよい（**図 3-24**③）．

2）伸展・回旋（**図 3-25**）

胸郭から腰背部まで伸展しながら回旋を加える（**図 3-25**①）．脚の重量がある競技

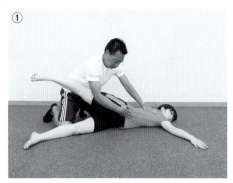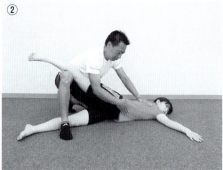

図3-25 腰背部伸展・回旋

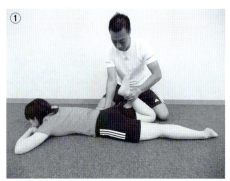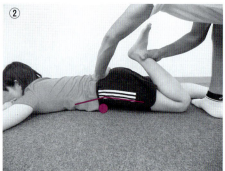

図3-26 大腿部前面

者に対しては競技者の足の前に足を入れて競技者の大腿部を膝に乗せてストレッチしてもよい（図3-25 ②）．

c. 大腿部のストレッチング
1）前面
　殿部を押さえて大腿部前面のストレッチングを行う（図3-26 ①）．大腿四頭筋のおもに大腿直筋にタイトネスがある場合，膝関節を屈曲していくと股関節が屈曲する尻上がり現象がみられる（図3-26 ②）．

2）後面（ハムストリングス）
　反対脚が浮き上がらないように手や膝で押さえた状態でハムストリングスをストレッチする（図3-27 ①）．全身関節弛緩性を有していたり，競技によってはストレッチ感を得られない競技者もいるため，その場合は坐骨結節部を反対の手で押さえハムストリングスをしっかり伸張させる（図3-27 ②③）．
　外側ハムストリングスを伸張させるには，股関節の屈曲と内転（図3-27 ④），内側ハムストリングスでは股関節の屈曲と外転を加えてストレッチングする（図3-27 ⑤）．内転，外転だけでなく，内旋や外旋を加えることで伸張する部位が変化する．

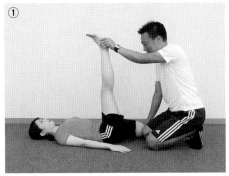 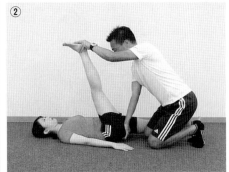

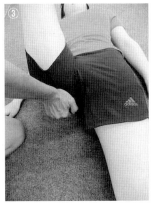 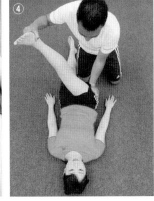 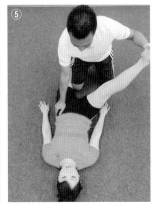

　　　　　　　　　　　　　　　　　外側ハムストリングス　　内側ハムストリングス

図 3-27　大腿部後面（ハムストリングス）

d. 殿部のストレッチング

　施術者は競技者の脚を外旋させて，反対の脚で押さえ，競技者の反対脚を施術者の骨盤にあてて手で大腿部を圧迫しながらゆっくりストレッチングする（**図 3-28** ①）．殿部を押さえてさらに伸張させたり（**図 3-28** ②），反対の膝を伸展させた状態で行ってもよい（**図 3-28** ③）．半月板損傷などで膝に痛みを有する競技者では，膝に回旋が加わると痛みを誘発しこの肢位がとれないため，股関節外旋のみでストレッチングを行ったりする（**図 3-28** ④）．

e. 股関節のストレッチング（内旋・外旋）

　内旋筋群には殿部を圧迫しながら外旋し（**図 3-29** ①），外旋筋群は腰部が回旋し反対側が浮き上がるため反対側の殿部を圧迫しながら内旋する（**図 3-29** ②）．大腿部を押さえてもよい（**図 3-29** ③④）．しっかり押さえないと腰殿部が回旋し伸張感を得られない．

58 ● 3 競技者の外傷予防のための実技

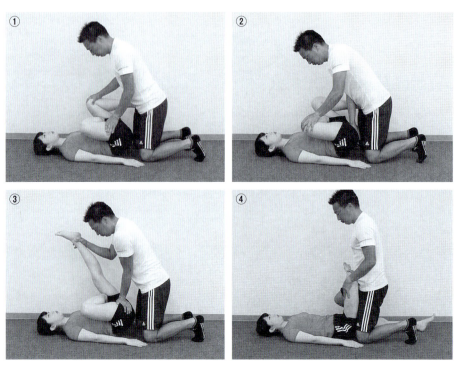
図 3-28 殿部

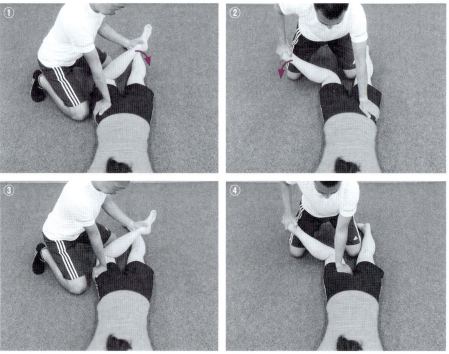
図 3-29 股関節

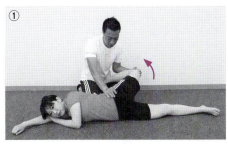
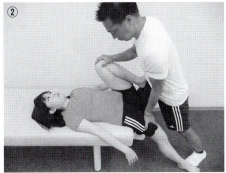
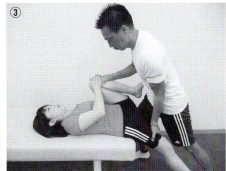

図 3-30　腸腰筋

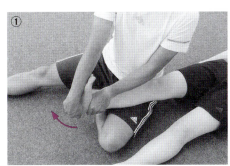
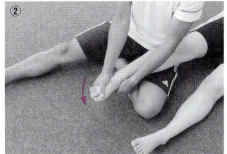

図 3-31　下腿

f. 腸腰筋のストレッチング

　側臥位で殿部を後方から固定して大腿部を後方に引く（**図 3-30** ①）．ベッドや台がある場合には反対側の股関節を屈曲させた状態で大腿部を下方に押して腸腰筋をストレッチングする（**図 3-30** ②③）．競技者に膝をかかえてもらってもよい．

g. 下腿のストレッチング

　下腿三頭筋のストレッチングでは，手前側の手で足部近位を遠位に牽引しながら，もう一方の手で踵部を内側から把握し円を描くように背屈してストレッチングする（**図 3-31** ①）．

　前脛骨筋では踵部を固定して底屈内転方向にストレッチングする（**図 3-31** ②）．内転の角度によっては腓骨筋も同時に伸張される．

スポーツマッサージの方法と実際

　競技者の外傷予防のコンディショニングとしてスポーツマッサージは一般的となっており，外傷の治療目的だけでなく心身の疲労回復，コンディションの維持の一手段として行われている．

　スポーツマッサージを行う際，温浴や各種物理療法，ストレッチングや運動療法などを併用することにより，身体の柔軟性や運動機能を高めることができる．スポーツマッサージで用いるマッサージと一般的な疲労回復を目的としたマッサージでは，基本的な手技の用い方には相違はないが，スポーツマッサージでは競技者の疲労の程度や疲労部位，外傷の程度や競技復帰の時期などによりマッサージ時間やマッサージを行う部位，用いる手技や方法，テクニックの組み合わせ方などに相違がある．

　オイルマッサージは欧米では一般的であるが，わが国ではスポーツマッサージの方法の一つとして行われることがある．

a．スポーツマッサージの実際

　本項では一般的なマッサージの手技は除き，スポーツマッサージとして行うことの多いオイルやクリームを用いたマッサージを解説する．ベビーパウダーやタルクを用いるより，オイルやクリームを用いたマッサージは，筋けいれん後や肉離れなどによる筋の硬さや筋硬結に対してとくに効果がある．

　オイルやクリームを用いたマッサージの長所として，以下の4点があげられる．
①指圧と異なり，"揉み返し"が出にくい．
②硬結部位を探しやすい．
③指が深く入るため深部の筋にアプローチしやすい．
④疲労回復に適している．

　また，オイルやクリームを用いたマッサージのポイントは大きく以下の2点がある．
①体の末梢から心臓に向かって乳酸を流す，血液を戻すイメージで一方向に力を入れる．
②小さな筋や部位によっては心臓に向かわず逆方向に行ってもよい．

1）下腿のスポーツマッサージ

　❶競技者の膝関節を屈曲させ，自分の殿部で相手の足部を外側から固定する（図3-32①）．オイルを手につけ4指を反らせて滑らかに優しく遠位から近位に滑らす（図3-32②～④：四指軽擦法）．両手を使えるようにすることが重要で，右下腿の場合は，外側が左手，内側が右手となる．

　❷腓腹筋に対し母指と示指で密着させ，挟むように遠位から近位へ揉み上げる（図

B 外傷予防に必要なコンディショニングの方法と実際 ● 61

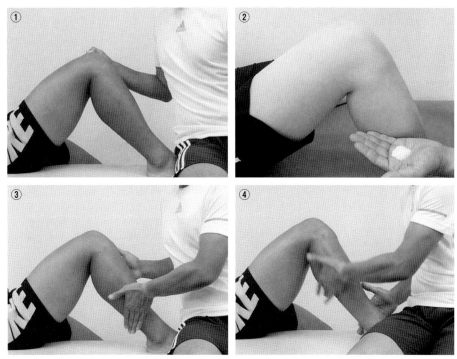

図3-32 準備および四指軽擦法

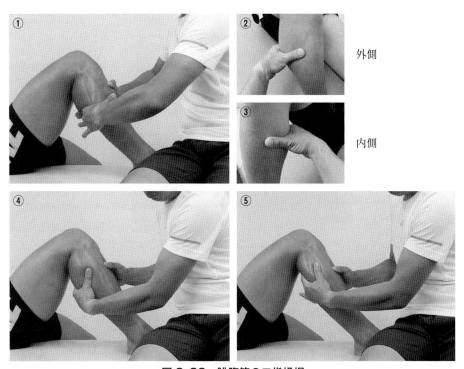

図3-33 腓腹筋の二指揉捏

3-33：二指揉捏）．ポイントは，密着させたまま隙間をつくらずに筋に対し垂直に揉み上げる点である．指先で筋をつかんではいけない．腓腹筋を手掌揉捏で遠位から揉み

62 ● 3 競技者の外傷予防のための実技

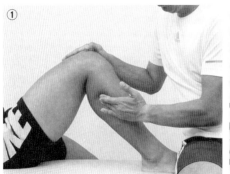
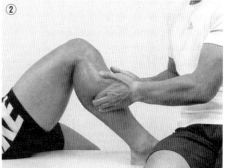

図 3-34 指腹揉捏

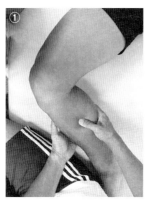
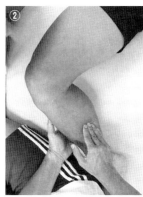

図 3-35 ヒラメ筋の揉捏

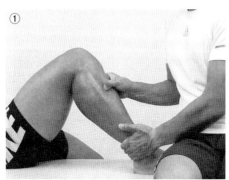
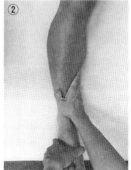

図 3-36 前脛骨筋の母指揉捏，母指圧迫

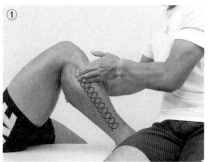
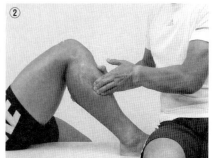

図 3-37 腓骨筋の指腹揉捏

上げる．

❸硬結をみつけたらその部位に対しては指腹で圧迫しながら揉捏する（図3-34）．

❹ヒラメ筋に対しては，股関節を外旋させ，母指や四指で揉捏する（図3-35）．近位から遠位へ揉捏するほうが圧迫を加えやすい．

❺前脛骨筋に対しては，母指で圧迫，揉捏する．膝を伸展して圧迫を加えてもよい（図3-36）．

❻腓骨筋に対しては四指の指腹に力を入れてリズミカルにマッサージする（図3-37）．

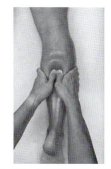

図3-38 腓腹筋の母指圧迫

❼腓腹筋に関しては腹臥位で手掌強擦を遠位から近位へ加えてもよい．大腿部と同様に母指圧迫法や渦巻き状揉捏などを加えてもよい（図3-38）．

❽シンスプリントなどは下腿部に足底部を追加して行うと予防効果が高い．

2）ハムストリングスのマッサージ

❶競技者は腹臥位とし，リラックスさせた肢位をとる．遠位から近位に向かって滑らかに滑らせるように手掌部に圧を加えながら軽擦する（図3-39）．

❷硬結のある部位や硬さのある部位では母指で強く圧迫しながら滑らせる（図3-40）．大腿二頭筋，半腱・半膜様筋をそれぞれ遠位から近位に向かって母指で圧迫しながら滑らせていく．

❸硬結部などでは両母指を使って小さく半円を描くようにリズミカルに刺激する（渦巻き状揉捏）．それを何度か繰り返し硬さに対してアプローチする（図3-41①）．

❹全体的な張り感を緩めるために双手を用いて切り込み揉捏を行うことがある（図3-41②③）．

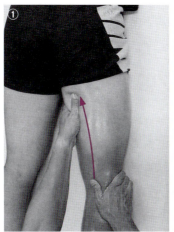
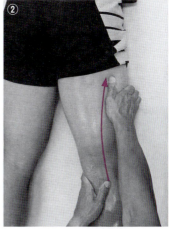

図3-39 ハムストリングスのマッサージ（基本手技）

64 ● 3 競技者の外傷予防のための実技

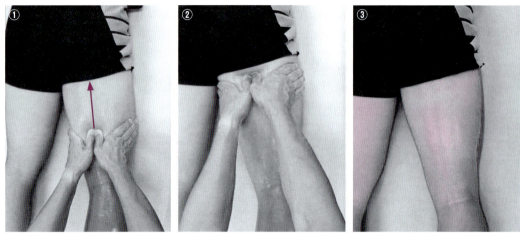

図3-40 ハムストリングスの硬結のある部位に対する母指圧迫
③内側ハムストリングスの母指圧迫刺激後の血流による発赤．血が集まり色が変わるように刺激を加える．内出血をさせているわけではない．

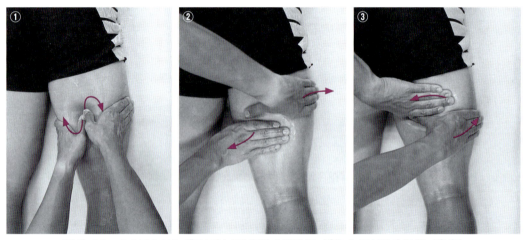

図3-41 ハムストリングスに対する渦巻き状揉捏（①）と切り込み揉捏（②③）

ハムストリングスの方法で大腿四頭筋や上肢，体幹の他の部位も応用が可能である．

スポーツテーピングの方法と実際

　　競技者の外傷予防にスポーツテーピングは欠かせない方法である．外傷予防を目的としたスポーツテーピングは，競技中に軟部組織の損傷が想定される部位に対してテーピングを施し，その発生を未然に防ぐことである．外傷予防のテーピングは大きく分けて，必要な部位をホワイトテープや固定力のあるテーピングによって固定し外傷を予防するテーピング法と，伸張性のあるキネシオテープなどを用いて筋をサポートするテーピング法がある．

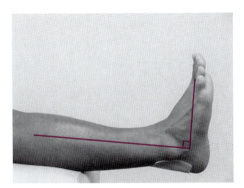

図 3-42　足関節の準備

競技ごとに差はあるが，サッカーやバスケットボール，アメリカンフットボールなどでは足関節の捻挫予防，バレーボールやハンドボールでは指関節の捻挫予防に用いられることが多い．キネシオテーピングは競技にかかわらずサポートが必要な筋に用いられる．

以下に，外傷の多い足関節と膝関節，指関節の捻挫予防のテーピングおよびキネシオテープを用いたテーピングを解説する．

a. スポーツテーピングの実際

1）足関節捻挫の予防テーピング

足関節のテーピング方法を1つ確実に巻くことができれば，他の方法や部位は機能解剖学を理解しさえすれば応用することができる．機能的に使えるきれいなテーピングを早く巻けることが目標である．

足関節捻挫の予防テーピングにはさまざまな方法があるが，本項では踵骨の内反，外反を制動し，ある程度競技に必要な底背屈を許容できるようにステアアップを足底部でヒンジとするよう一箇所としたXサポートのテーピングを解説する．

（1）準備

テーピングにあたり，足関節を底屈・背屈0°に保つ（図 3-42）．

皮膚の弱い競技者の場合には，1回のテーピングによって皮膚が剥がれてしまうこともあるためワセリンを塗ったワセリンパッドをアキレス腱部や足関節前面部に当てる．

（2）アンダーラップ

アンダーラップとは皮膚の保護を目的とした非粘着性のスポンジ様のテープである．巻き方はどのような方法でもいいが，適度なテンションをかけてしわにならないように巻く（図 3-43）．適度なテンションをかけるとアンダーラップに光沢が出るものもある．テンションをかけすぎてもいけない（図 3-43 右）．

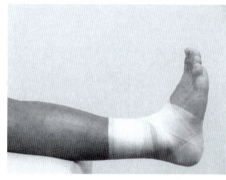
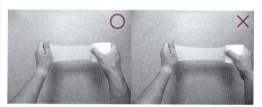

図3-43 アンダーラップ

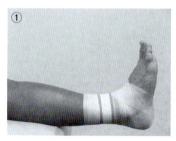
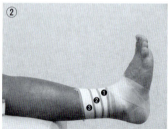
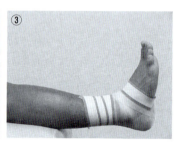

図3-44 アンカーテープ

①1本目は外果の上に巻く．②テープの幅を半分ずつずらして，❶～❸の順に3本巻く．③足部にも巻く場合は，1周ないし足底部を空けて巻く．

（3）アンカーテープ（図3-44）

アンカーテープとは船のいかりの意味に由来し，起点となるテープである．アンカーテープに他のテープを貼っていくため，このテープが弱いと他のテープがずれてしまう．しっかりとテンションをかけて貼ることが重要である．

下腿のアンカーは3本巻く．1本目のアンカーは外果の上から開始する．1本目を遠位から巻くことによって，次のステアアップのテープがアンカーテープを踵部方向に牽引しても，外果と内果の突起によって下にずれることを防ぐことができる．2本目，3本目のアンカーはテープの幅を半分ずつ上にずらして巻く（図3-44②）．

足部のアンカーは，1周巻くこともあるが，1周巻くと足底部が競技中きつくなることがあるため，球技などの競技者は嫌うことが多い．その場合は足底を開けた状態で巻く（図3-44③）．

（4）ステアアップ

ステアアップはスターアップと呼ぶこともある．内反と外反を制動する重要なテープで，原則として内側から外側に向かって巻く．このテープのテンションが弱いと固定が不完全となる．

1本目は内果の頂点がテープの内側のラインを通り，必ず踵部の脂肪層に向かって

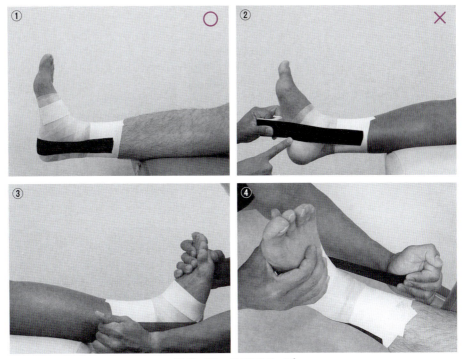

図 3-45　ステアアップ

まっすぐ下ろすことが重要である（図 3-45 ①）．

　前方に行くと足底のテープがアーチに食い込み，競技中にきつくなる（図 3-45 ②）．

　外側ではテープを示指，中指，環指でしっかりつかみ引き上げる（図 3-45 ③④）．

　アンカーを 3 本巻く意味は，ステアアップとアンカーの接触面積を大きくしてステアアップが踵部方向に引っ張られてもずれないようにするためである．そのためステアアップのテープは一番上のアンカーまで届くように切る．

　外傷予防のテーピングは X サポートとするため，2 本目のステアアップは前方（後方）に 1/3 ずらし（図 3-46 ②），外果側は内果側と反対に後方（前方）に 1/3 ずらして止める．3 本目のステアアップは後方（前方）に 1/3 ずらし，外果側は前方（後方）に止める（図 3-46 ③）．足底の位置は 1 本目と同じ場所を通る（図 3-46 ④）．

（4）ホースシュー

　ホースシューはステアアップを補強する役目をもつ．馬の蹄の形に似ていることからそのように呼ばれる．後から巻く多くのテープが足関節前面を通るため，動きづらくならないように前面部を開け，外果を覆うまでホースシューを行う．男性では 4 本，女性では 3，4 本が基本である（図 3-47）．

　1 本目は足部のアンカーの外側から始め，テープの中心が踵骨隆起を必ず通り，内側で止める．最終的にホースシューとサーキュラーは扇状になるため 1 本目は下向きから始め，2 本目以降は，1/2〜1/3 ずらして巻く．

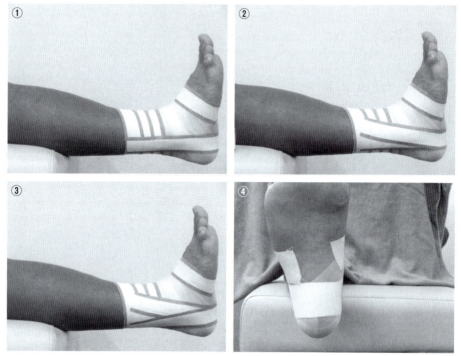

図3-46 ステアアップの巻き方

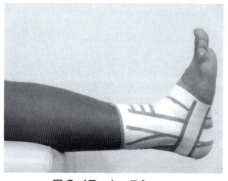

図3-47 ホースシュー

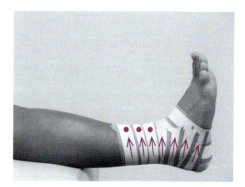

図3-48 サーキュラー

(5) サーキュラー

サーキュラーもステアアップの補強のテープである．サーキュラーは前方を開けず1周する．外果を覆ったら，サーキュラーに移行する．2本目以降はアキレス腱のアーチに合わせ，向きをやや上向きに変え，ステアアップを覆う位置まで巻いていく．本数は体に合わせて巻く（ここでは3本）．足の形（アキレス腱部）に合わせて貼るため扇状になる（**図3-48** ●印，それ以外の↑印の4本はホースシュー）．

(6) フィギュアエイト

フィギュアエイトは言葉のとおり8の字状に巻くテープである．足関節の内反を制限し，関節自体を安定させる目的もある．

B 外傷予防に必要なコンディショニングの方法と実際 ● 69

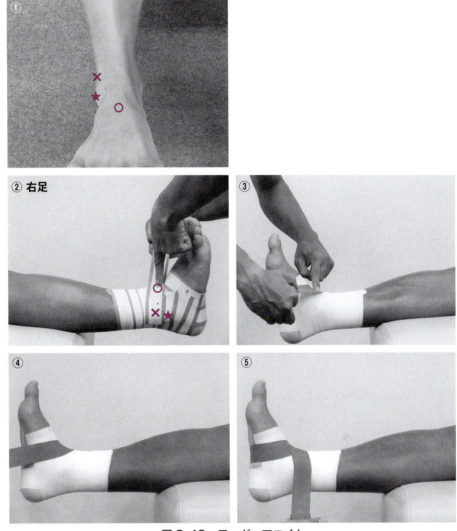

図 3-49 フィギュアエイト

　外果を山と捉え，頂点（**図 3-49**①★印）とふもとの位置を確認し（**図 3-49**①×印），ふもとがテープの中心にくるように貼り，足関節の前面のくぼみ（**図 3-49**①の○印）がテープの中心になるように貼る（**図 3-49**②）．この位置で自然にテープを貼ることができるようになればフィギュアエイトは簡単に巻ける．

　足関節前面のくぼみ（**図 3-49**②の○印）を通ったら足底に向かって垂直に降ろす（**図 3-49**③④）．このとき，踵寄りに降ろすとテープが戻ってこられなくなるので注意する．垂直に降ろしたら足底は平行に内側から外側に巻く．外側にきたら足関節前面のくぼみに向かって引き上げる（**図 3-49**⑤）．**図 3-49**①の○印まできたら足首の後ろに回してスタート地点まで戻ったらテープを切る．同じ位置に戻らず上行しても構わない．

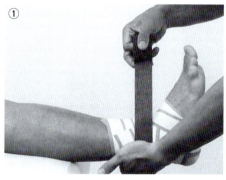
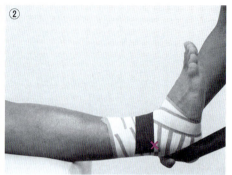
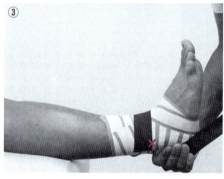

図 3-50　外側ヒールロック

（7）外側ヒールロック（図3-50）

ヒールロックは踵骨の動きを制動する．踵骨が安定すると立位での安定性が増す．

外側ヒールロックから始める．外果のふもとにテープの下縁がくるように貼り（図3-50②の×印），踵骨隆起を通って踵をしっかりロックし，足底のアンカーに向かって貼る．

テンションをかけるのは踵骨をロックするところのみで，ほかはテンションを適度にする（とくに足底はきつくならないように）．

（8）内側ヒールロック（図3-51）

外側ヒールロックと同じ下腿の高さから開始する．外側ヒールロックと同じ角度で踵骨をロックすることを心がけ，あとはテープが自然に向かう方向へ巻くとアンカーの位置にくるはずである．アキレス腱部と足底では左右対称にテープが交わるように巻く（図3-51③）．

（9）足部アンカーテープ

足部のアンカーを巻いて終了とする．アンカーは同じ位置か最初のアンカーよりやや皮膚よりに巻く．

2）膝関節内側側副靱帯損傷の予防テーピング

膝関節の内側側副靱帯を補強し，下腿の内旋，外旋を制限し膝関節の安定性を向上させるテーピング方法を解説する．実際はXサポートテープのみを行う場合が多いが，

B 外傷予防に必要なコンディショニングの方法と実際 ● 71

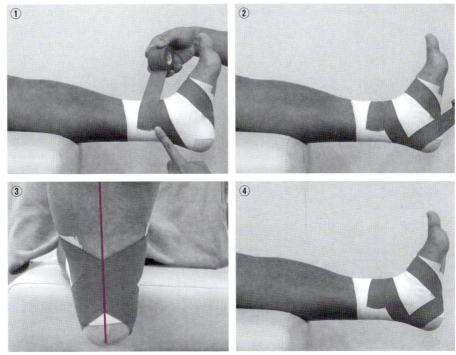

図 3-51　内側ヒールロック

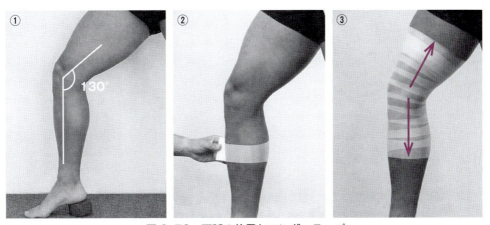

図 3-52　下腿の位置とアンダーラップ

キネシオテープ（後述）を用いてすべて行ってもよい．

（1）準備

　大腿部と下腿部の筋を緊張させやすくするために踵をテーピング台に置く．膝関節は約130°屈曲位として足指から前に出ないよう，また床面から下腿が垂直になるようにする（図3-52①）．

　アンダーラップは，始まりと終わりが膝関節から等距離になるようにする（図3-52③）．

72　3　競技者の外傷予防のための実技

（2）アンカーテープ（図3-53）

競技者の脚が大きい場合は2本ずつアンカーテープを巻くこともある．脚の大きさによって女性などでは50 mmのテープですべてを巻いても構わない．テンションが強くなりすぎないように一度テープを出してから巻く（図3-53①）．

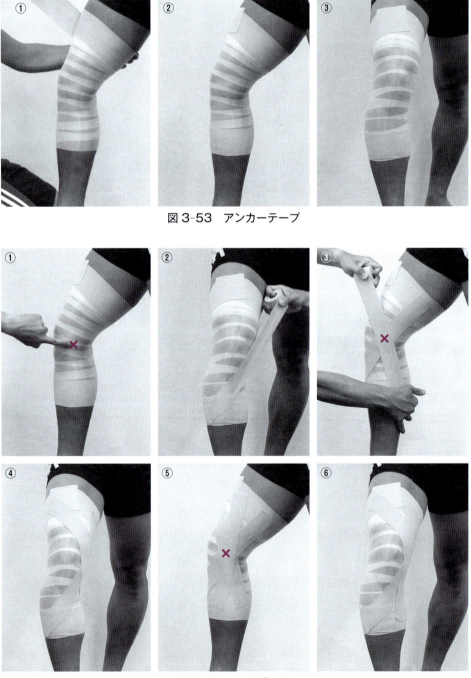

図3-53　アンカーテープ

図3-54　Xサポート

(3) Xサポート

内側側副靱帯を中心として3本のテープでサポートする方法である．1本目は下腿外側から開始し内側側副靱帯を通り，膝蓋骨を避けて大腿内側に止める（**図3-54**②）．2本目は下腿後内側から開始し，膝蓋骨を避けて大腿外側に止める（**図3-54**③④）．3本目は内側側副靱帯を通り，2本の中心に貼る（**図3-54**⑤⑥）．

3本ともアンカーに貼ったあと，テンションを最大限かけてアンカー手前まで貼り，アンカーにはテンションをかけずに貼る．間を埋めるように4～6本に増やしてもよい．

(4) スパイラルテープ（図3-55）

スパイラルテープとは膝関節の回旋を制動する方法である．下腿外側から開始し，内側方向に，なおかつ膝蓋骨にかからないように巻き，膝窩に向かう．膝窩は膝窩動脈や神経があるため，テンションをかけずに貼り，大腿外側から前面を通って大腿内側のアンカーで終わる．

2本目は下腿内側から開始し，外側方向に向かい膝窩を通って大腿内側から大腿外側のアンカーまで巻いて終わる．

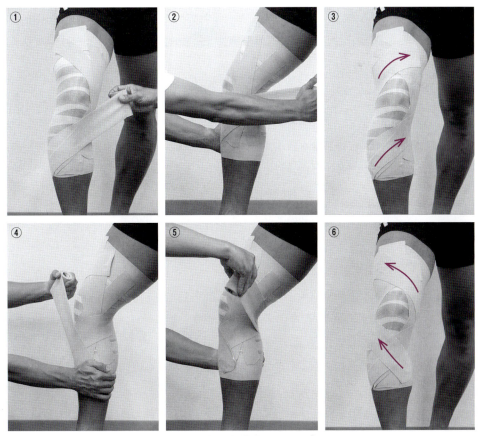

図3-55 スパイラルテープ

74 ● 3 競技者の外傷予防のための実技

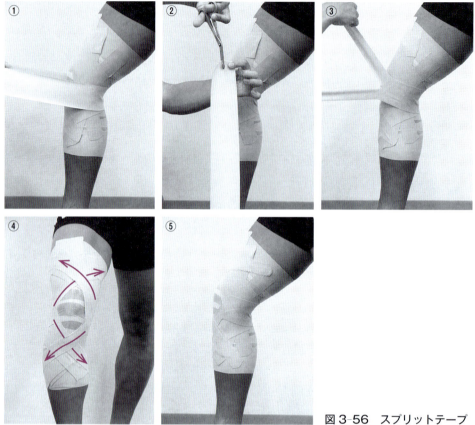

図3-56 スプリットテープ

(5) スプリットテープ（図3-56）

スプリットテープとは膝蓋骨の動きを制限する方法である．必要な長さを確認し切り込みを入れる．膝蓋骨を挟みサポートするため，大腿膝蓋関節までテープを割く．割いたテープはアンカーに向かって貼る．

(6) アンカーテープ（図3-57）

アンカーテープは最初のアンカーと同じ位置か最初のアンカーよりやや皮膚寄りに巻く．

(7) ラッピングテープ（図3-58）

競技によってはこのままではテープが剝がれてしまうため，ソフト伸縮テープを用いて大腿部と下腿部をラッピングテープで覆う．

3) 指関節の外傷予防テーピング

いわゆるつき指を予防するため，指関節を補強し各方向への動きを制限したテーピングを解説する．

指のテーピングは競技者に方法を覚えてもらい，好みの強さで競技者自身に巻かせる方法が一般的であり，テープを巻くテンションによって強度が異なる．指の太さによっ

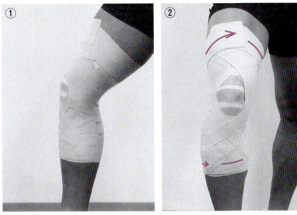

図 3-57 アンカーテープ

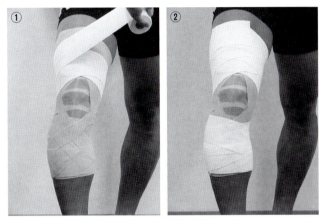

図 3-58 ラッピングテープ

てテープの太さは異なってくるが，一般的には 12 mm の太さが愛用され，25 mm を使うことは少数である．

　基節骨部かららせん状に巻き，PIP 関節は背側を開けるように掌側をらせんで横切りさらに末梢まで巻く（図 3-59 ①～③）．軽いサポートが必要な場合はこの 1 本で終わる．PIP 関節を軽度屈曲にして巻けばボールをキャッチする肢位で固定ができる．

　さらに補強が必要な場合は反対の基節骨基部から巻き始め，同様に掌側をらせんで斜めに横切り PIP 関節掌側中央で 1 本目のテープと交差し，末梢までらせん状に巻く．（図 3-59 ④～⑥）

76 ● 3 競技者の外傷予防のための実技

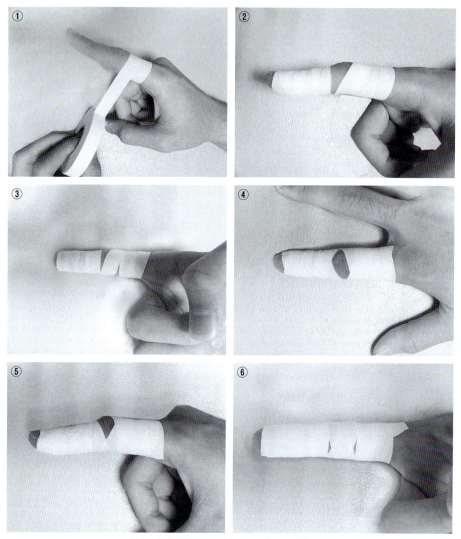

図3-59 指関節の外傷予防テーピング

b. 競技におけるテーピング
1）足関節の外傷予防にソフト伸縮テープのみを用いて行う方法

　フィギュアエイトとヒールロックを1本のテープで行い，関節の安定性を高める方法を解説する（**図3-60**）．足部の外側から開始し，踵部あるいは足底部を通り，外側ヒールロック，内側ヒールロックを巻き上行する．

　50 mmや75 mmのテープを使用したり，ヒールロックを1回ずつ，1.5回ずつ，2回ずつなど好みや求める強度に応じて変更する．

　バリエーションとして基本のテーピングをステアアップまで行い，その後ソフト伸縮テープで巻く方法（**図3-61**）や，基本のテーピングでサーキュラーまで巻き，ソフト伸縮テープを巻く場合など競技者のさまざまな応用が可能である．さらにテーピング

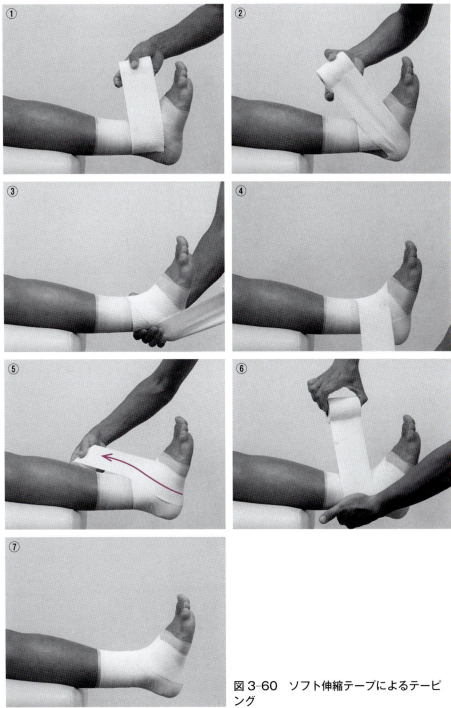

図3-60 ソフト伸縮テープによるテーピング

3 競技者の外傷予防のための実技

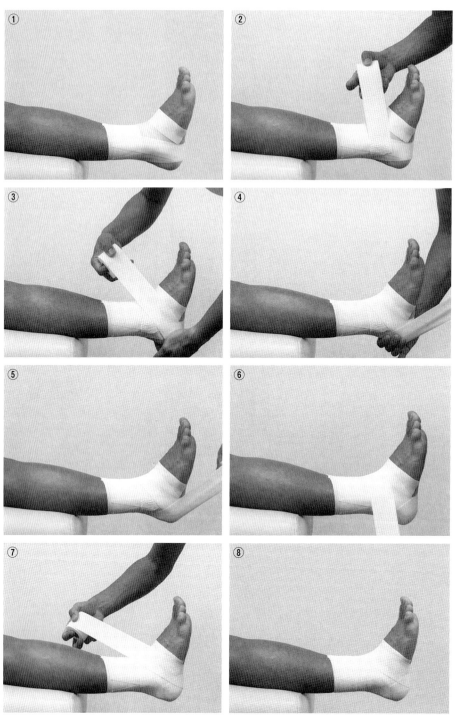

図3-61 ステアアップ後にソフト伸縮テープを巻く方法

B 外傷予防に必要なコンディショニングの方法と実際 ● 79

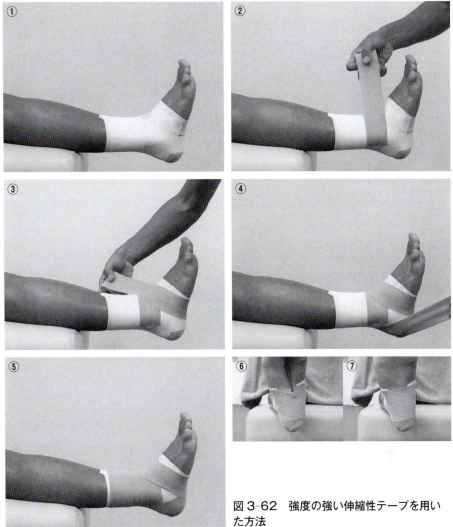

図 3-62　強度の強い伸縮性テープを用いた方法

の幅を 50 mm にしたり，強度の強い伸縮性テープを用いるとさらに強度を変化させることができる（図 3-62）.

エラスチコンテープを用いた場合は足底に切り込みや足部の外側・内側に切り込みを入れることもある（図 3-62 ⑥⑦）.

巻き方として，伸縮性のテープの特徴を利用しヒールロックをしっかりとテンションをかけて固定し，足趾側にテープがなるべくいかないようにテープの方向を変えること（図 3-60 ⑤）がポイントである.

2) 足関節の外傷予防に足関節の固定ができない競技のテーピング（図 3-63）

新体操選手やバレエダンサーでは底屈を制限すると競技ができないため，テープの種

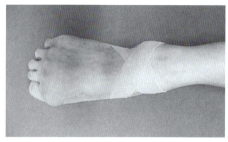
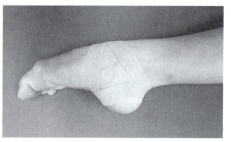

図 3-63　新体操のテーピング

類・太さを考慮し，底屈を許容し，内反・外反を制限するようなテーピングを巻く．テーピングの色もベージュのみ許可されている．

c．キネシオテーピング

　外傷予防には欠かせない存在であるのがキネシオテーピングである．筋をサポートするため起始，停止を考慮して貼る場合が多い．テープにテンションをかけず筋を伸張させた状態で貼ることもあるが，貼り方に正解はなく，サポートの必要度に応じてテープのテンションを調整する．テープは事前に四隅の角を取り，角に丸みをもたせるとはがれづらくなる（図 3-64）．

1）腰のキネシオテーピング（図 3-65）

　❶背部を出し前屈した姿勢をとる．女性競技者には配慮を行う（図 3-65 ①）．
　❷上後腸骨棘から肩甲骨下角までの 80 〜 90％の長さにテープを切る（図 3-65 ②）．
　❸脊柱起立筋群のサポートテープは，上後腸骨棘を含むようにその下から貼り，起立筋部では 20％程度引っ張りながら，肩甲骨下角部では引っ張らずに貼る（図 3-65 ③ ④）．
　❹中殿筋のサポートテープは，上後腸骨棘を含むように中央で長さを合わせ 20％程度引っ張りながら貼る（図 3-65 ⑥）．腰痛が強くないことが前提のテーピングである．腰痛がある場合にはヤコビー線部などに張力を上げたテープが必要になることもある．

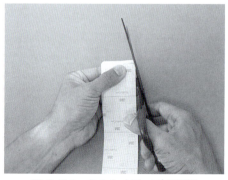

図 3-64　キネシオテープの準備

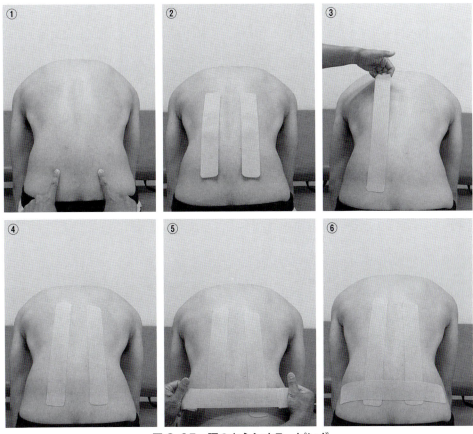

図3-65 腰のキネシオテーピング

2）下腿後面のキネシオテーピング（図3-66）

❶足関節を背屈し，下腿三頭筋を緊張させる．

❷先端を踵骨内側に貼り（図3-66①），反対側の踵骨を回りアキレス腱部を通って下腿内側に回る（図3-66②）．腓腹筋内側頭の部分ではテンションを20％程度かけて引っ張りながら貼り，膝関節近位部では引っ張らず貼る．

❸2本目は足関節を背屈した状態で踵骨外側から貼り（図3-66⑤），アキレス腱部を通って同様に腓腹筋外側頭に貼る（図3-66⑥）．

立位における貼り方では下腿三頭筋を緊張させるため対象足を後方に引き，踵部をベッドから出し中央より前方の足底を付けた状態でテープを貼る（図3-67）．

3）アキレス腱や下腿三頭筋腱のサポートを入れた貼り方（図3-68）

アキレス腱やヒラメ筋を含む下腿三頭筋腱に違和感等がある場合は，中央部にサポートテープを1本追加する（図3-68①②）．足関節は同様に背屈した状態で貼り，3本のテープの張力は同等とする（図3-68③）．

82 ● 3 競技者の外傷予防のための実技

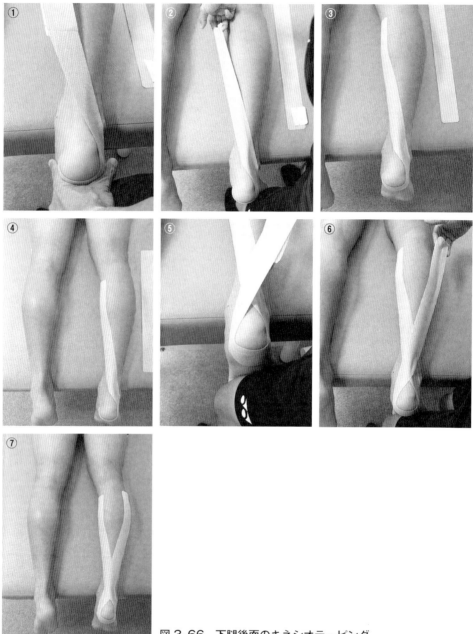

図3-66 下腿後面のキネシオテーピング

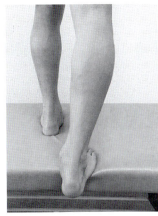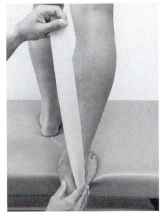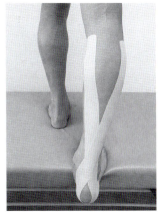

図 3-67　立位での下腿後面のキネシオテーピング

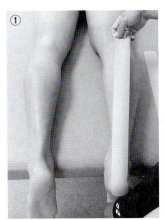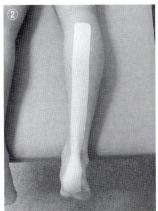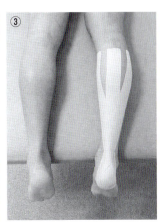

図 3-68　アキレス腱・下腿三頭筋腱のキネシオテーピング

4）ハムストリングスのキネシオテーピング（図 3-69）

❶筋を伸張させるためベッド等に手をつき前かがみの姿勢をとらせる．

❷テープは坐骨結節から鵞足や腓骨頭あるいは半腱様筋・半膜様筋，大腿二頭筋に沿って膝関節手前までの 80〜90% の長さに切る．

❸坐骨結節から貼りはじめ，筋腹では 20% 程度引っ張りながら貼り，停止部では引っ張らず貼る．内側，外側 1 本ずつ貼る．50 mm 幅，75 mm 幅など体格に合わせて選択する．

84 ● 3 競技者の外傷予防のための実技

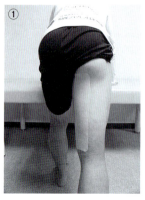
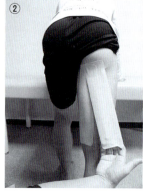
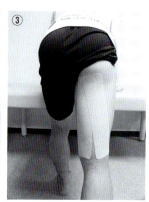

膝関節近位までの方法

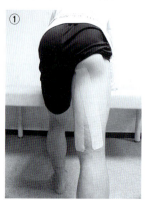
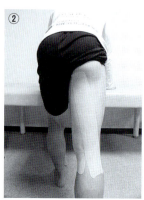

50 mm 幅（①）の場合や膝関節遠位まで（②）の方法

図 3-69　ハムストリングスのキネシオテーピング

5）足底アーチのキネシオテーピング（図 3-70）

❶ベッドから足部を出しリラックスした姿勢をとる．

❷足部外側あるいは母趾球の近位部に貼り，足底アーチを見ながら踵部に向かい，踵部を1周して内側アーチを足底から引き上げるようにテンションを加えながら母趾球部まで同様に環行する．

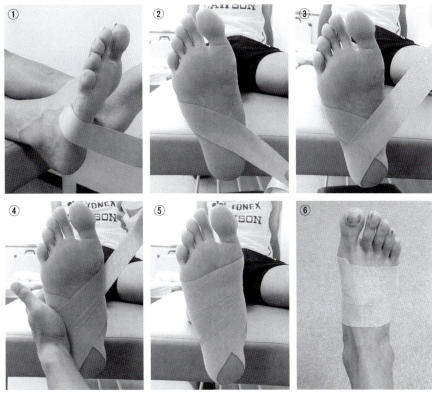

図 3-70　足底アーチのキネシオテーピング

6 外傷予防に必要な筋力トレーニングの実際

　競技者の外傷予防には，内的要因である競技者自身のもつマルアライメントや筋力低下などの問題点の修正と，外傷への直接的誘発要因である受傷メカニズムのバイオメカニクス的回避が必要となる．それには競技者自身の柔軟性や筋力特性，マルアライメントなどの複合的な動的アライメント異常に対してアプローチをしていくことが必要になる．

　動的アライメントの異常に対しては，前額面上，水平面上，矢状面上に分けて考えるとアプローチしやすい．実際には1つの面ではなく三次元的に問題があるため一つひとつ解決をしていく．

　ここではトレーニングマシンがなくてもできる自重によるトレーニングを中心に実践する．

a．胸郭部の柔軟性および可動性向上トレーニング

　胸郭が硬いと肩関節や腰部に負担がかかることが多いため，胸郭を柔軟にする必要がある（図3-71）．

86 ● 3 競技者の外傷予防のための実技

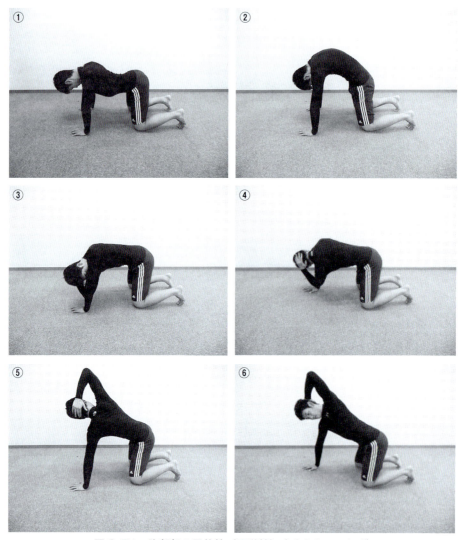

図 3-71 胸郭部の柔軟性（可動性）向上トレーニング
①②胸椎の屈曲，伸展運動と同時に肩甲骨の内転，外転動作を行う．
③④腹斜筋を使いながら挙上している肘を反対側の膝に向かって体幹を屈曲させ，⑤⑥そこから胸郭を開くように胸椎を回旋させる．

b. 肩甲帯のトレーニング

　肩甲帯が安定していないと上肢の運動時に肩関節や肘関節への負担が増加する．肩甲帯を安定させるために上肢の位置を変化させた状態でトレーニングを行う（**図 3-72**）．

c. 回旋筋腱板のトレーニング

　肩甲帯のトレーニングと同様，肩甲帯の安定化に必要なトレーニングである．ウォーミングアップでは筋の活性化を目的に弱い負荷で速く動かす．筋力トレーニングとして行う場合は，強すぎない負荷でゆっくりと動かしていく（**図 3-73**）．

B 外傷予防に必要なコンディショニングの方法と実際 ● 87

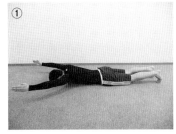 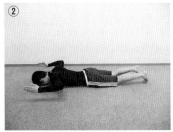 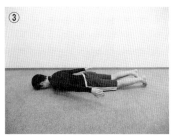

図 3-72 肩甲帯のトレーニング
腹臥位の状態で肩甲骨を動かしながら上肢を連動させて動かす．額が上がらないように注意する．YTW の文字に見える肢位でトレーニングを実施することが多く，その名前で呼ばれることがある．

　回旋筋腱板のトレーニング負荷量は最大でも 3kg とする．強度の弱いチューブでほとんど十分である．すべてのトレーニングは，肩甲骨面（scapular plane）（**図 3-74**）で行う．

　外旋運動は棘下筋・小円筋のトレーニングとなる．肩甲骨の運動が参加しない範囲で行う（**図 3-73** ①②）．内旋運動は肩甲下筋のトレーニングとなり，外旋運動と同様に肩甲骨の運動が参加しない範囲で行う（**図 3-73** ③④）．体幹につけたポジションだけでなく，競技特性を考慮し，肩関節 90°外転位やゼロ・ポジション（zero position）でも行う（**図 3-73** ⑤⑥）．代償動作として手関節の屈筋や伸筋を利用しやすく，手関節の過剰な橈屈や尺屈あるいは掌屈や背屈の動きが参加することがあるため注意する．

　外転運動は棘上筋のトレーニングとなる．外転運動は缶を持った肢位にたとえられ，親指が上に向いている「full can」と（**図 3-73** ⑦⑧），下を向いている「empty can」でのトレーニング方法があるが（**図 3-73** ⑨⑩），競技特性を考えると full can のトレーニングで十分であることが多い．注意点として，外転 45°程度以上は代償動作を起こしやすく他の筋も作用してくるため，角度を上げすぎないようにする．また，棘上筋の収縮をうまく使うことができず，体幹の側屈，肩甲骨の下方回旋などの代償動作や外旋・内旋運動と同様に手関節の屈筋や伸筋も使用しやすいため注意する（**図 3-73** ⑪）．

　内転運動も外転運動と同様に棘上筋のトレーニングとなるが，棘上筋の痛みなど肩の痛みがある場合は内転運動を先に行い，外転に関与する筋を弛緩させたうえで外転運動を行うとよい．内転運動は，腋窩に柔らかいボールを挟んで行うトレーニングが一般的である（p100，**図 4-6**）．柔らかいボールがない場合は，タオルや反対側からチューブを引っ張ってもよい（**図 3-73** ⑫⑬）．

88 ● 3 競技者の外傷予防のための実技

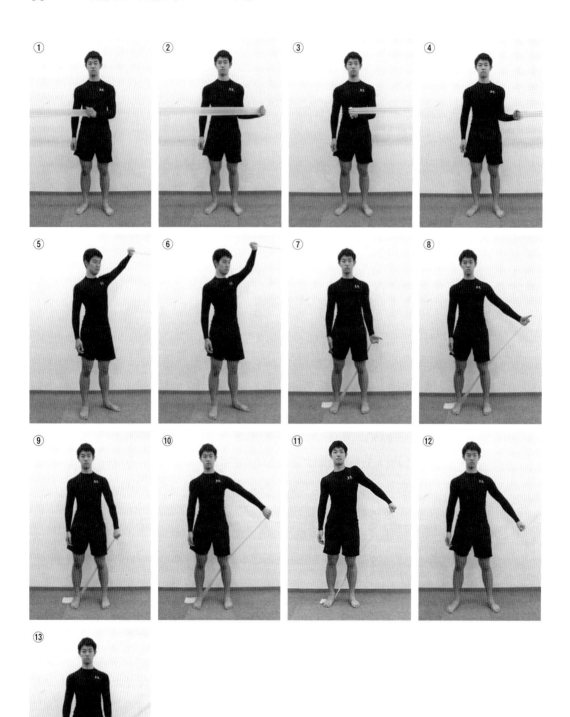

図 3-73　回旋筋腱板のチューブトレーニング
外旋・内旋運動（①〜⑥），外転運動（⑦〜⑩）．⑪は外転運動の不良例で，上腕と体幹軸のみをみると，見かけ上 45°外転し，肩甲骨の上方回旋をしているようにみえるが，体幹の側屈と肩甲骨を下方回旋して 45°外転しているようにみせている．代償動作には十分注意する．内転運動（⑫⑬）．

B 外傷予防に必要なコンディショニングの方法と実際 ● 89

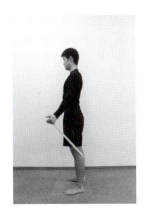
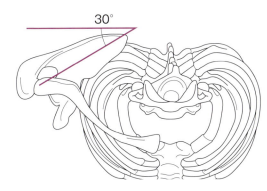

図 3-74 肩甲骨面
肩甲骨面（scapular plane）とは，上肢を外転する際に肩甲骨が動く平面のことをいい，上肢を下垂した状態では前額面に対して前方に約30°傾斜し，ゼロ・ポジションもこの延長上に位置する．肩甲骨面と前額面が同一でないことを理解しないと動作の指導はできない．

d. スタビリティトレーニング（図 3-75 〜 78）

コンタクトスポーツでは，コンタクト時に容易に倒れないことが重要である．さらに

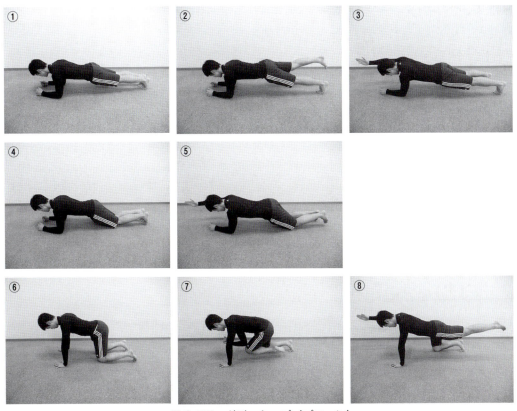

図 3-75 ボディキープ（プローン）
腰を反らせすぎることなく，腹筋を締め身体の軸をつくる．体幹部が一直線となるように，頭頸部は下がらないように注意する．手や脚を上げることによって強度に変化をもたせることができる．

回転系の競技では軸がぶれないことも必要となる．競技では体幹部を安定させた状態で四肢を動かせることが求められる．そのため体幹の安定性を高めるスタビリティトレーニングを実施する．

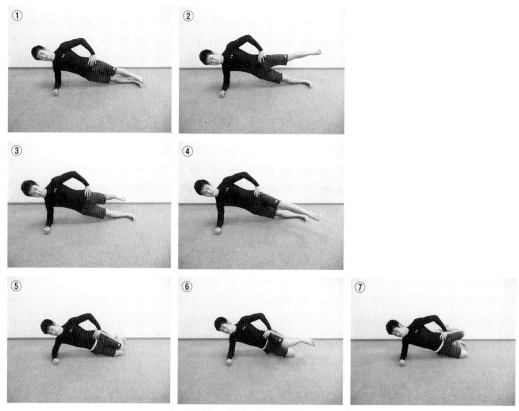

図 3-76　ボディキープ（ラテラル）
横向きで頭部から下肢まで一直線に保つ．膝立ちや片脚を上げたり，前後方向にスイングをするなど強度に変化をもたせることができる．

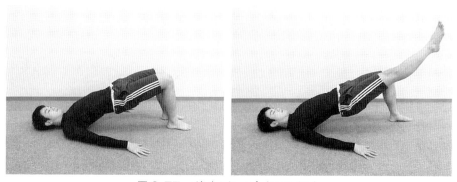

図 3-77　ボディキープ（スパイン）
仰臥位でヒップリフトの姿勢をとることによってハムストリングスや大殿筋のトレーニングが可能となる．片脚を上げ，体幹から一直線とすることで強度を強くすることができる．

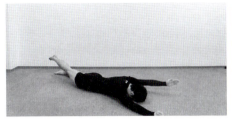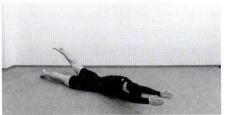

図 3-78 クロスモーションによる背筋トレーニング

腹筋を活動させた状態でクロスモーションに上肢と下肢を上げる．腹筋が活動していないと腰が反りすぎて腰部を痛める．

e. 骨盤周囲のトレーニング（図3-79）

体幹バランスのキーとなる股関節外転・外旋筋のトレーニングである．股関節を含む骨盤周囲の安定性が得られないと下肢の外傷へつながってしまうことがある．

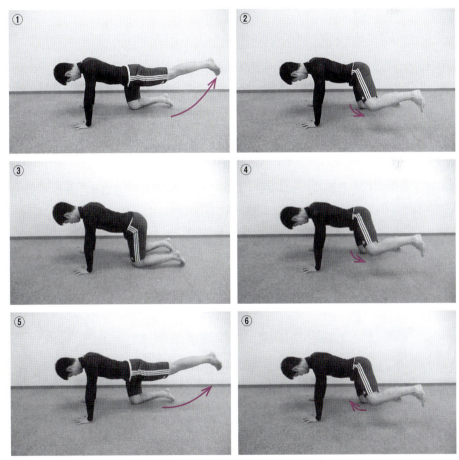

図 3-79 骨盤安定化トレーニング

①股関節伸展，②股関節水平外転
股関節伸展のみのトレーニング（①）と股関節水平外転のみのトレーニング（②）を行う．負荷に慣れればスタートの姿勢をとり（③）股関節水平外転（④）から伸展（⑤）し，その状態から水平外転の位置に戻し，水平内転（⑥）するトレーニングを行う．

f. 下肢のトレーニング

下肢の安定化は体幹，上肢の外傷にも関係する．正しいスクワット動作の習得や安定性の獲得は必須である．

（1）片足スクワット

膝とつま先の向きをそろえ，中殿筋を機能させた状態で体幹部の軸が垂直になるように注意しながら実施する（図3-80）．そのままジャンプをしてもよい．視線が下に向かないように注意する．

（2）ランジ

フォワードランジ（図3-81 ①）とサイドランジ（図3-81 ②）がある．前に脚を出す場合は，膝がつま先から出ず膝が外反しないように注意し，腰椎の前弯も過度に大きくならないようにする．フロントランジともいう．横に脚を出す場合は，体幹の軸は地面から垂直のまま外側のつま先と膝の位置をそろえ，スクワットと同じポジションで力を入れる．

（3）ジャンプ

ジャンプにはスクワットジャンプやスプリットジャンプ（図3-82）がある．スクワットジャンプはスクワットからジャンプを行い，スプリットジャンプはランジの姿勢から真上に引っ張られるイメージでジャンプを行う．強度を上げる場合は脚を空中で入れ替えてもよい．

（4）ワイドスクワット（図3-83）

通常のスクワットより殿筋や内転筋に大きな負荷をかけることができる．

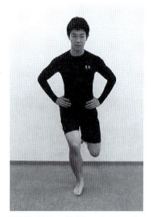

図3-80　片足スクワット

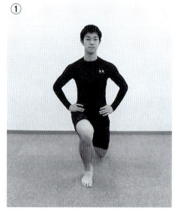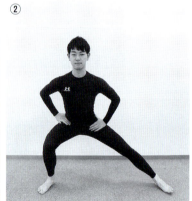

図3-81　ランジ
①フォワードランジ，②サイドランジ

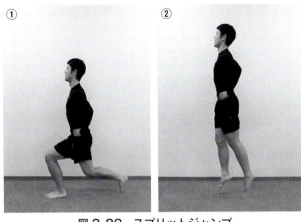
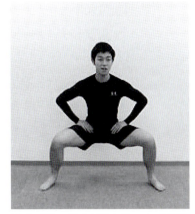

図 3-82 スプリットジャンプ
ランジの状態で真上にジャンプする．交互に脚を入れ替えてジャンプする方法もある．

図 3-83 ワイドスクワット（四股）
殿部や内転筋の筋活動が大きくなるスクワットである．

g. ハムストリングスのトレーニング（図 3-84, 85）

肉離れでもっとも多いハムストリングスのトレーニングは，外傷予防に必須である．大腿四頭筋が優位になってしまっている場合などにも行われる．

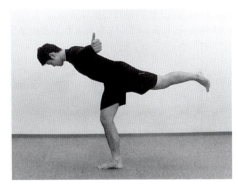

図 3-84 飛行機のポーズ
体幹と下肢を一直線として可能な限り床と水平まで体幹を屈曲する．

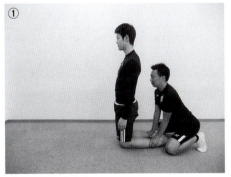
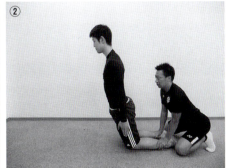

図 3-85 ノルディック・ハムストリングス（ロシアンハムストリングス）
負荷が大きいため注意して行う．しっかり支え，体幹を固定した状態で，ハムストリングスでスピードをコントロールしながら前方に倒れていく．そのまま倒れるパターンと上肢で反動をつけて戻ってくるパターンがある．

h. 動的ストレッチングと筋活動の活性化トレーニング（ムーブメント・プレパレーション）

動的ストレッチングとしてウォーミングアップなどで行われることが多いが，コーディネーション（動作の協調性）能力を高めるファンクショナルトレーニングとしても使うことができる（図3-86～90）.

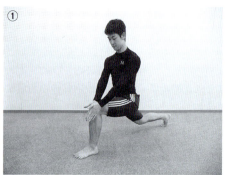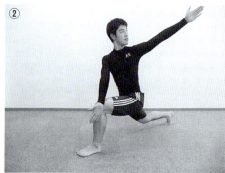

図3-86　バックランジローテーション

腸腰筋，大殿筋，大胸筋，胸郭の柔軟性向上，大腿四頭筋，殿筋の活性化，バランス能の向上が目的である．
足部は正面を向け，膝が外反しないように注意し，後脚の膝は地面につけない．前脚と反対側の手で膝を押さえつけながら（膝は外反しないように力を入れてキープする），殿筋を締め，上半身を回旋させる．

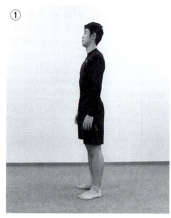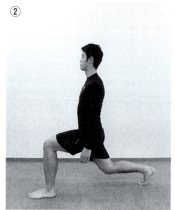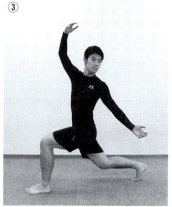

図3-87　バックランジ・ウイズ・ツイスト

腰背部，殿筋群，腸脛靱帯，大腿外側の柔軟性向上，大腿四頭筋，殿筋群の活性化，バランス能の向上が目的である．
両足を揃えた姿勢から右脚を後ろにつきランジの姿勢をとる．体幹部を前脚（左）の方向にひねりながら側腹部を弓なりに反らす．体を捻る際に後脚の殿筋群を活動させ，股関節の屈筋群を伸張させる．

B 外傷予防に必要なコンディショニングの方法と実際 ● 95

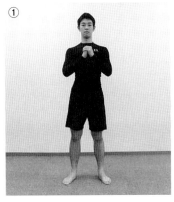 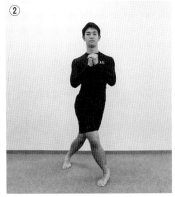 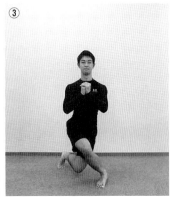

図3-88 ドロップランジ

腰背部，殿筋群，腸脛靱帯，大腿外側の柔軟性を高め，股関節周囲筋を活性化させることが目的である．体をひねり片足を反対側の地面につける．そのまま体を落とし体重は前足にかけ殿部を後方に下げるようにしゃがみこむ．

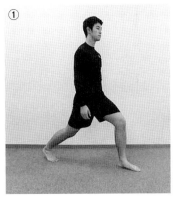 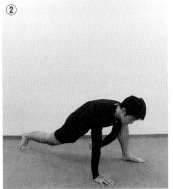 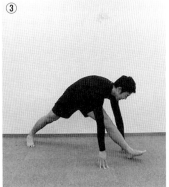

図3-89 フォワード・ランジ＆フォアアーム・トゥ・インステップ

腸腰筋，ハムストリングス，股関節周囲筋の柔軟性を高め，体幹の安定性を高めることが目的である．左足を前へ出し，体幹を一直線としランジの姿勢をとる．左上腕を左膝の内側に入れる．次に左足と右手に体重を均等にかけた状態にし，つま先をあげハムストリングスをストレッチングする．逆も同様に続けて行う．
上腕を内側に入れずハムストリングスのストレッチングだけを行ってもよい．

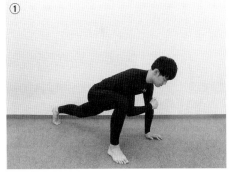 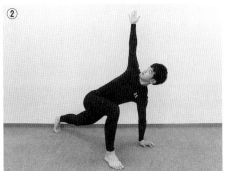

図3-90 フォワードランジローテーション

腸腰筋，大胸筋，胸郭の柔軟性を高め，体幹の安定性を高めることが目的である．
①足部は正面を向け，背部が丸まらないように体を一直線とし，後ろの膝を伸ばす．②胸郭を中心に上半身を回旋させ，指先方向を見る．

4 種目別の外傷予防とその実際

A 柔道における肩関節の外傷予防

　柔道は投げ技，固め技（寝技・関節技・絞め技）を主体としたコンタクトスポーツである．投げに対して受け身をとる技術も必要である．

　柔道の外傷・障害調査によると肩関節の外傷がもっとも多く，ついで足関節か膝関節である．

1 肩関節の受傷メカニズム

　柔道における肩周辺部の外傷は，肩関節脱臼，肩鎖関節脱臼，腱板損傷，鎖骨骨折などが多く発生している．内的要因として，肩甲上腕関節のマルアライメント（巻き肩，いかり肩），肩甲上腕関節の関節可動域の低下，胸郭の柔軟性低下，回旋筋腱板などの機能不全があげられる．外的要因として，相手選手とのレベルの違い，外傷への直接的誘発要因として不適切な動作，受け身がとれない，固め技で無理な姿勢を強要させられることなどがあげられる（図4-1）．

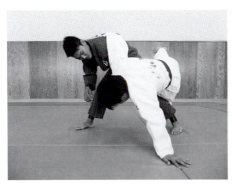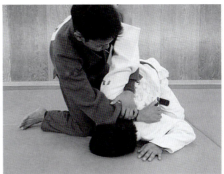

図4-1　肩関節前方脱臼の発生メカニズム
背負い投げから崩れたときや背負い投げ，体落としなどで投げられそうになった際に，受け身をうまくとれず背中をつかないように手をついたりして，上腕に外転・外旋力が作用し発生する．また，寝技や固め技などで伸展強制や外転・外旋強制あるいは肩を巻き込まれてしまった場合にも受傷する．

肩関節の外傷予防トレーニングの立案

①大胸筋や上腕二頭筋などの前面の大筋群が強く，上腕が内旋し，肩甲骨外転位，上腕骨内旋位（いわゆる巻き肩）となっている場合には，機能的関節である第二肩関節（肩峰下関節）での外傷・障害や関節可動域の制限から肩関節脱臼などが発生しやすくなる．そのため，肩甲上腕関節の可動域および胸郭（肩甲胸郭関節）の可動性を向上させる．

②大筋群および小筋群（回旋筋腱板など）に機能不全があると肩甲帯が安定しないため力の伝達が得られず，手をついた際などに力が入りづらい．インナーマッスルを含む肩甲帯のトレーニングを行い，肩甲帯を安定させる．

③胸郭の柔軟性欠如は，無理な姿勢を強いられることになり，外傷の発生に起因する．そのため，胸郭の柔軟性を向上させる．

④受け身などで手をついた際や相手の技を防御する際に，大筋群と小筋群の筋反応が重要となるため，筋の反応時間の短縮を考慮した協調性（神経筋協調）トレーニングを実施する．

肩関節の外傷予防トレーニングの実際

肩関節の外傷予防トレーニングはウォーミングアップで行うほうが効果が高い．トレーニングは補強として行ってもよいが，可動性や柔軟性向上のトレーニングはウォーミングアップで毎日実施したい．

a. 肩甲帯，胸郭の可動性向上トレーニング

肩甲上腕関節や胸郭の可動性向上のため，ポールなどを用いたエクササイズを行う（図4-2～4）．

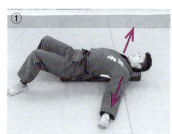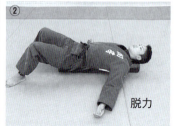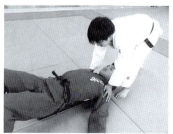

図4-2 肩甲胸郭関節のストレッチング

ポールに上半身をのせ，肩甲骨を内転し（①）一気に脱力する（②）．反射を利用したストレッチングである．これを3～5回繰り返す．パートナーがいる場合は，この前後に上方から胸郭を開くようにゆっくりと圧を加えてもらい胸郭の静的ストレッチングを追加して行う（右）．

A　柔道における肩関節の外傷予防　● 99

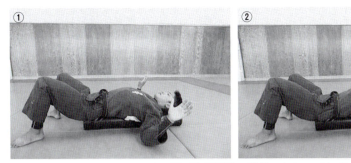

図 4-3　肩甲胸郭関節の動的ストレッチング

ポールの上で肩甲骨を内転し（①），天井に向かって肩甲骨を外転しながら突き出す（②）．
肩甲骨の内転，外転を意識して 5 〜 10 回行う．

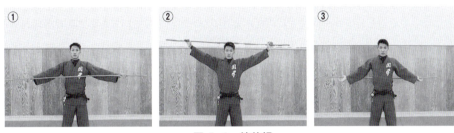

図 4-4　棒体操

肩を前後できる幅で無理せず動かす．練習前に柔軟性を向上させておくと，無理な姿勢を強いられても外傷を予防できることもある．

b. 肩甲帯のトレーニング

回旋筋腱板のトレーニングや肩甲帯周囲の協調性を考慮したトレーニングを実施する（図 4-5 〜 10）．

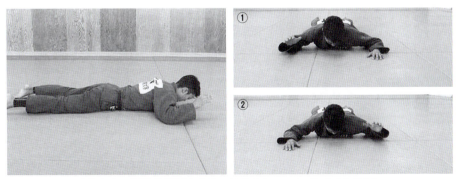

図 4-5　回旋筋腱板の内旋，外旋トレーニング（パタパタ）

腹臥位で肩関節 90°外転，肘関節 90°屈曲した肢位で肘関節を畳につき（左），肘関節を中心として上腕の外旋・内旋運動を行う．力を入れずパタパタと動かす（①②）．各 10 回，両側合わせて 20 回程度行うと回旋筋腱板が刺激され，肩甲骨背面などが熱く感じられる．熱く感じられるようになれば筋に刺激が加わり筋の反応が出やすくなる．機能不全の状態であると肘から先があがらず，手関節のみの動きとなってしまうことがあるので注意する．

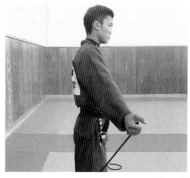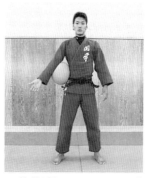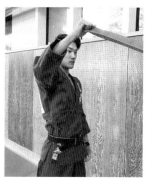

図4-6　回旋筋腱板のトレーニング

肩甲骨面（scapular plane）で外転，内転運動を行う．相手との組手争いや背負い投げなどの力を発揮させる動きは肩甲骨面で行われるため，この面での動きを体に覚えさせ実施する．ウォーミングアップでは軽い負荷，速いスピードで10～20回程度行い筋に刺激を加える．補強トレーニングとして実施する場合は，チューブなどの強度をあげてゆっくり行う．
肩が前方に巻いていると肩甲骨面は前方に角度が大きくなってしまっているため，競技者においては可動性の面から考えても肩甲骨面は大きくなりすぎないほうがよい．
内旋，外旋運動も同様にチューブなどを用いて肩甲骨面で行う．外旋運動では体幹につけた状態だけでなく，外転90°，ゼロポジションなど競技に使用されるさまざまな肢位で実施する（右）．

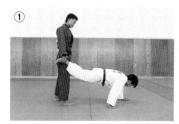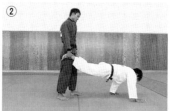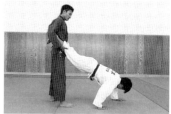

図4-7　手押し車による肩甲帯および体幹トレーニング

腹部が落ちないようにしながら，殿部から体幹までの姿勢を維持した状態で，前後だけでなく横方向にも移動する．また，相手の脚をもつ位置を変えることによって肩甲帯にかかる負荷を変えることができる（右）．

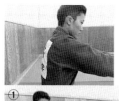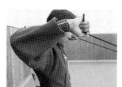
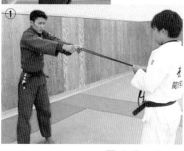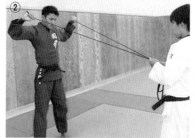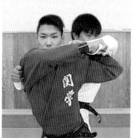

図4-8　チューブを用いた肩甲骨の内転・外転トレーニング

肩甲帯の動きの連動性を意識させるために肩甲骨の内転・外転運動に胸郭の動きを連動させ，さらに上腕・前腕の回旋運動を同時に行う．この動作は投げの外転，外旋運動であり，襟をつかみにいく動作や背負う動作のトレーニングにもなる．

A 柔道における肩関節の外傷予防 ● 101

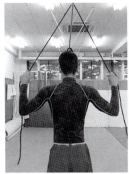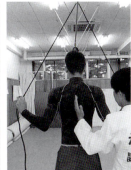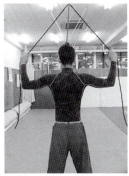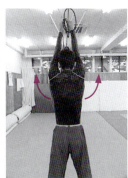

図4-9 肩甲骨の上方回旋・下方回旋トレーニング

肩甲骨の可動性向上, 肩甲帯の安定性を目的としたトレーニングである. 引き動作では肩甲骨をしっかり内転, 下方回旋させ, 上肢を挙上するときは肩甲骨の上方回旋を意識し, 肩甲骨がしっかりと最終可動域まで上方回旋することを意識する. 手が届かないところまで伸びるようになりパフォーマンスの向上にもつながる.

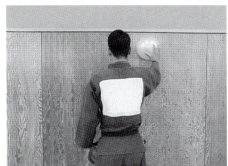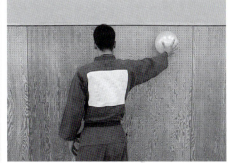

図4-10 肩甲帯の協調性トレーニング

バランスボールを用いてもよい. 壁に強く押し付けたり, 押し付けながら動かしたりする. 強度は各選手にあわせて実施する.

B 水泳における体幹の傷害予防

　水泳は水中という非荷重環境下で行うため，大きな外力が掛かることが少なく，外傷の発生頻度は少ない．しかし，競技水泳の選手は泳ぐ量が多く，同一の動作を繰り返すためにオーバーユースによる障害の発生が多い．

　水泳の外傷・障害調査では，腰部がもっとも多く，ついで肩関節，膝関節である．

体幹の受傷メカニズム

　水泳競技に多くみられる腰痛は，①非特異的腰痛，②伸展型の腰痛，③屈曲型の腰痛に大きく分けられる．内的要因では筋力や柔軟性の低下，外的要因では腰椎を前弯させるなどの技術要因，また，外傷への誘発要因として競技特性としてのオーバーユースがある．

a．非特異的腰痛

　腰背部の筋に負荷のかかるトレーニングを行った後や筋の疲労が残った状態でトレーニングを継続すると，疲労性の疼痛，いわゆる筋・筋膜性腰痛が出現する．

b．伸展型の腰痛

　腰椎伸展動作の繰り返しによって生じる腰痛である．バタフライ，平泳ぎでは呼吸動作の際に腰椎の伸展が強制され，椎間関節や関節突起部などの後方要素に負荷がかかる．キック動作時に腰痛が認められる場合，腰椎から骨盤にかけての伸展ストレスが生じている．体幹の安定性が欠けた状態で腰を反りすぎたり，反った状態で捻ったりするような体の使い方が原因である．成長期では腰椎分離症となり，成人では椎間関節障害や仙腸関節障害などが発生する．

c．屈曲型の腰痛

　腰椎前弯が減少すると椎間板に負担がかかり，椎間板障害や椎間板ヘルニアなどが発生する．水泳競技では他種目に比較して多くの競技者に椎間板変性が認められる．非荷重運動であるが，ターンやキック動作などが椎間板にかかる負荷に影響する．

体幹の傷害予防トレーニングの立案

①泳動作の基本となる壁をキックしたあとの伸びている姿勢，いわゆるけのびの姿勢をストリームラインという．ストリームラインにより腰椎の前弯が強くなる場合，胸郭や肩関節，肩甲骨周囲，股関節伸展の可動域を確保し，正しいストリームラインを確保する必要がある（図4-11）．肩甲骨周囲および胸郭，股関節の柔軟性を向上させ，体幹筋群の強化を行う．

②体幹深部筋が活動すると腰仙椎へのストレスが軽減するため，椎間板変性を抑制する目的で体幹筋群を強化する．

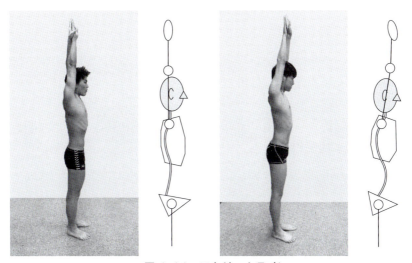

図4-11 ストリームライン
左は理想のストリームラインである．肩関節の伸展制限，胸郭，肩甲骨周囲の柔軟性の低下や股関節の伸展制限がある場合には腰椎の前弯を増強させることで代償しストリームラインをつくる（右）．この場合は伸展型の腰痛が発症しやすい．

体幹の傷害予防トレーニングの実際

水泳選手の体幹の傷害予防トレーニングは，陸上で行うことになるため，ウォーミングアップで行うだけでなく，陸上トレーニングを行う時間の確保が必要となる．可動性や柔軟性向上のトレーニングはウォーミングアップで毎日実施したい．

a．胸椎・胸郭の可動性向上トレーニング

ストレッチングを主体とした可動性向上トレーニングを実施する（図4-12～14）．

104 ● 4 種目別の外傷予防とその実際

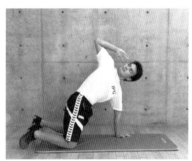
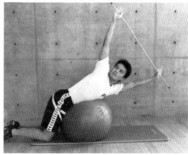

図 4-12　胸郭の可動性向上トレーニング
右のトレーニングはバランスボールに体幹部をのせ，肩関節，背筋を伸展させた状態で胸椎，肩甲骨を回旋させる．一度バランスボールを包むように脱力してまた力を入れて回旋させる．左右交互にに各5回程度実施する．

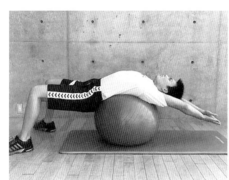
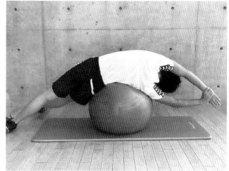

図 4-13　バランスボールを利用した胸郭ストレッチング
背臥位，側臥位でバランスボールの弯曲にあわせて弾力性を利用しストレッチングを行う．

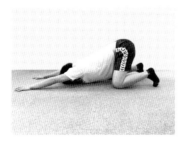
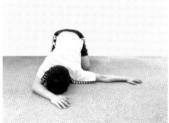
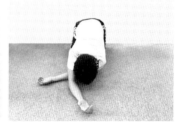

図 4-14　上肢のストレッチング

b. 腰背部・下肢筋群のストレッチング

腰背部と下肢に関係するストレッチングはウォーミングアップ，クールダウンともに実施したい（図4-15，16）．

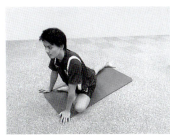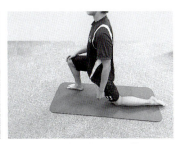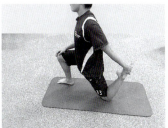

図4-15　殿部，腸腰筋，大腿四頭筋のストレッチング

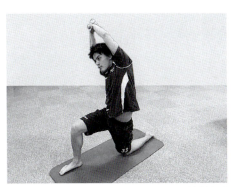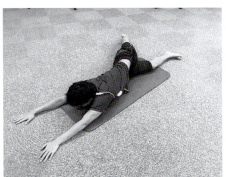

図4-16　体幹部を含むストレッチング

全体を伸ばすフルアークストレッチングと腰背部の回旋ストレッチング．

c. 体幹筋群の強化

腰痛予防にもっとも重要と考えられているのが，体幹の固定である．体幹部が安定するには，腹筋群の活動が重要で，あわせて脊柱起立筋，多裂筋などの体幹伸展筋群（図4-17）および殿筋，ハムストリング，広背筋などの骨盤に付着する大筋群の活動が必要になる．

腹筋群のなかでも腹斜筋や腹横筋が作用する腹部引き込み運動（以下，ドローイン，図4-18）のような動作の強化が重要であり，すべてのトレーニングにおいて，ドローインをした状態やストリームラインを意識した状態で体幹筋群のトレーニングを実施する（図4-19〜25）．

106 ● 4 種目別の外傷予防とその実際

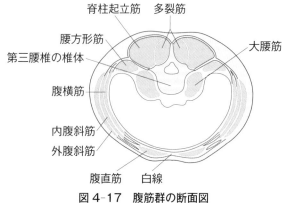

図4-17 腹筋群の断面図

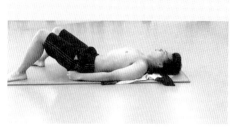

図4-18 腹部引き込み動作（ドローイン）
息を吐きながら腹部をへこませる．「息を吐きながら臍部を地面につけるように腹部をへこませる」と伝えると行いやすい．

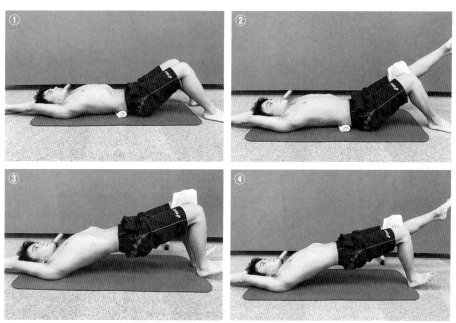

図4-19 ドローインの状態でのトレーニング
ドローインを行うだけでなくストリームラインを意識した状態でドローインを維持する．また，その状態で内転筋，殿部を締めることによって骨盤底筋群も活動させ，インナーユニットの筋活動量を増加させる．

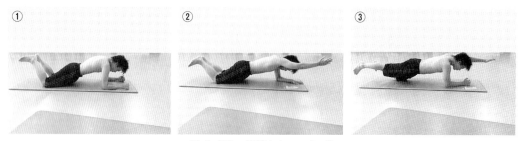

図4-20 体幹トレーニング
腰椎が過前弯しないように注意しながら，肘や膝で姿勢を保持しトレーニングを実施する．片手，片脚をあげることによって多裂筋，腹横筋などの活動量が増加する．

B 水泳における体幹の傷害予防 ● 107

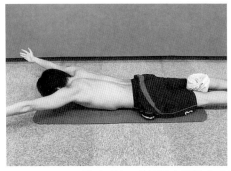 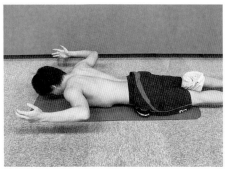

図 4-21 体幹筋を機能させた状態での肩甲帯トレーニング
手の位置により T, Y（左）, W（右）などの肩甲帯トレーニングを行う.

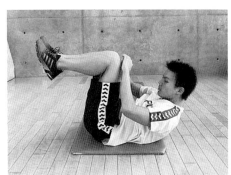 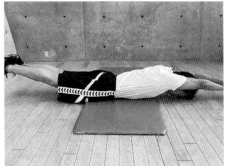

図 4-22 体幹筋を機能させた状態での体位変換トレーニング
ドローインを行いながらインナーユニットを機能させた状態での側臥位から腹臥位, 背臥位からストリームラインへの体位変換を行う.

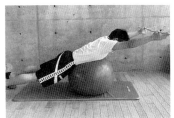 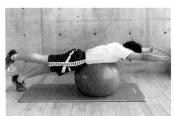 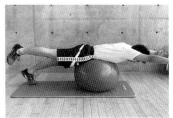

図 4-23 正しい重心位置の再確認
バランスボールにより重心の正しい位置を確認する. 重心が尾側に傾くと体幹が浮き上がり腰痛が発生するため, 正しい重心の再確認もトレーニングとして重要である.

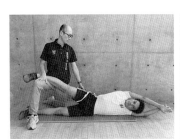 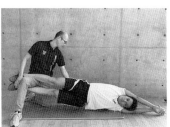 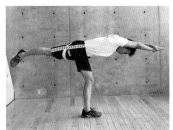

図 4-24 ストリームラインを意識した股関節周辺部のトレーニング
ストリームラインを取った状態で内転筋やハムストリングスのトレーニングを行う.

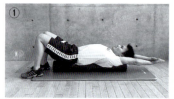 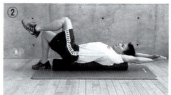 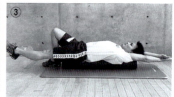

図4-25　ストリームラインを意識したバランストレーニング
ボールによりバランスを取りながら上肢，体幹，下肢の連動性を意識して下肢を伸展させる．

C バスケットボールにおける膝関節の外傷予防

バスケットボールは，細かいステップにより相手をかわしパス・ドリブルを行いながら得点を競うスポーツである．コートの中ではコンタクトもともなう．

バスケットボールの外傷調査では，足関節部がもっとも多いが，次に膝関節が多く，そのなかでも前十字靱帯損傷（ACL損傷）が多く発生する．WBJL（バスケットボール女子日本リーグ）の調査では，外傷名では足関節捻挫についでACL損傷が多く発生している年もある．

1 ACL損傷の受傷メカニズム

接触型と非接触型の2つがあるが，受傷要因のリスクファクターは多面的である．個々の要因が重なりリスクが高まっている．内的要因では性差，月経周期，ハムストリングスの筋力，片脚バランス能力などがあげられ，外的要因では，サーフェスやコート・ピッチの状況あるいは受傷前の他者との関係などがあげられる．発生メカニズムでは非接触型が多く，急激なストップやカッティングやステップ動作，ジャンプ着地動作中に発生し，受傷時の膝外反，膝屈曲角度が関係している．女性の半数以上は，受傷直前に生じた相手との接触が動作パターンに影響を与えているという報告もある．

2 ACL損傷の外傷予防トレーニングの立案

女性は男性よりリスクが高く，また競技レベルが低いほど高くなる．そのためACL損傷が好発するバスケットボールなどの女性競技者には予防トレーニングをウォーミングアップなどで実施したい．

受傷要因のリスクファクターは多要因が重なりリスクを高めているため，筋力，ジャ

ンプ，動的バランス，アジリティ（敏捷性）などの要因が組み合わさっているトレーニングプログラムを実施する．

ACL 損傷は着地時やカッティング時の膝軽度屈曲・外反位という肢位で受傷が多い．そのため，この肢位を避け，力の入りやすい動作をトレーニングのなかで身に付けることが効果的である．

ACL 損傷の外傷予防トレーニングの実際

ACL 損傷の外傷予防トレーニングは，レベルにあわせて実施する．継続的にトレーニングを行うことによってリスクを少なくしていく．

a. 下肢の安定性向上トレーニング

筋力トレーニングでは下肢の安定性が重要であり，スクワット動作やハムストリングスのトレーニングを実施する．すべてのメニューを行うわけではなく筋力に応じてトレーニングを選択する（図 4-26 〜 34）．

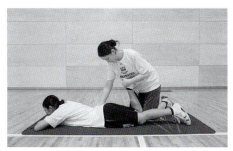

図 4-26　徒手抵抗によるハムストリングスのトレーニング
競技者の筋力にあわせて，徒手抵抗をかける．

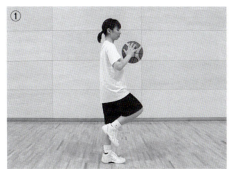 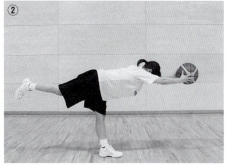

図 4-27　飛行機のポーズによるハムストリングスのトレーニング
飛行機のポーズをボールを用いて行う．挙上側の股関節が外旋しすぎないように注意する．ボールを使用することによって導入がしやすい．

110 ● 4 種目別の外傷予防とその実際

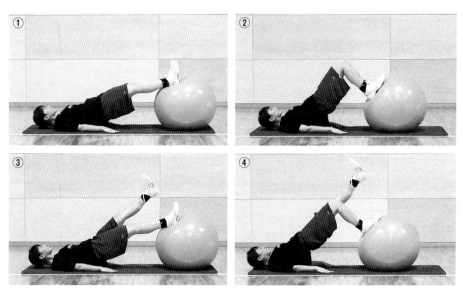

図4-28 バランスボールを利用したハムストリングスのトレーニング
バランスボールのないヒップリフトより負荷が高くエキセントリックな負荷をかけることができる．両足→片足と負荷を考慮しながら行う．ステップ台など安定した状態で行ったほうが負荷を低くすることができる．

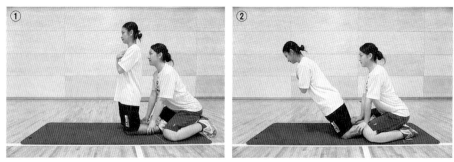

図4-29 ノルディック・ハムストリングス（ロシアンハムストリングス）
エキセントリックな収縮を目的としたトレーニングである．強度が強いため女性や中高生の場合は肉離れに注意して実施する．

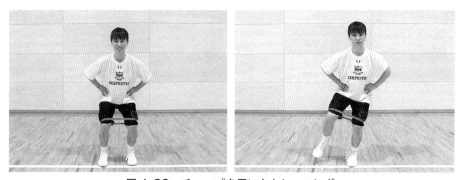

図4-30 チューブを用いたトレーニング
チューブの張力を利用し，両大腿部や殿部に負荷を加えた状態でサイドステップをしたり，外転動作をすることにより中殿筋に負荷を加えることができる．安定性の向上に役立つ．

C　バスケットボールにおける膝関節の外傷予防　● 111

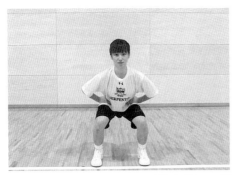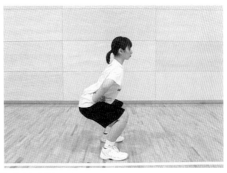

図4-31　パラレルスクワット

足幅は選手の感覚に任せてもよい．シュートを打つような，あるいはボールを受けるようなイメージで足幅を決めてスクワットを行う．女子バスケットボール選手はシュートポジションで膝を外反してしまう選手がいるため，膝とつま先の向きを一緒にしたスクワットを確認しながら実施する．この状態で上肢をあげたオーバーヘッドスクワットや前方や側方に歩くニーベントウォーク（KBW）に変化させてもよい．

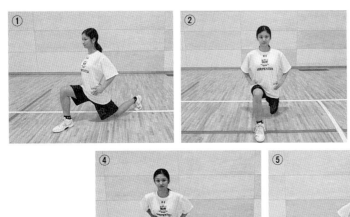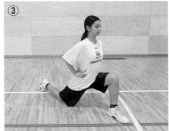
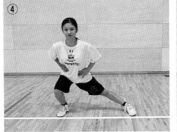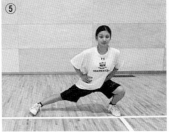

図4-32　多方向ランジ

体幹が前にあおられたりしないように股関節の上で上半身を安定させた状態で，つま先と膝の向きを合わせたランジを行う．前方，側方（左右），後方，斜め（前後左右）の8方向の角度に向かってランジを行う．回数によって負荷をコントロールする．

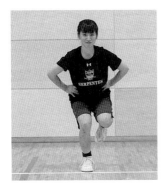

図4-33　片脚スクワット

体幹の軸がぶれず，中殿筋が機能しトレンデレンブルグにならない状態で片脚スクワットを実施する．体幹の軸がぶれる場合や片脚スクワットができない場合，あるいは膝が外反してしまう場合は体幹トレーニングや中殿筋のトレーニングもあわせて実施する．

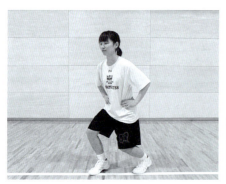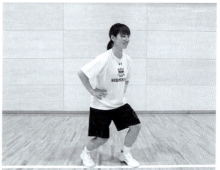

図 4-34　ツイスティング

スクワットのポジションを保ち，膝とつま先の向きを一緒に動かす．膝，骨盤，肩の位置はスタートからフィニッシュまで変化しない．

b. ジャンプトレーニング

ジャンプトレーニングでは，片脚ジャンプやサイドホップジャンプなど筋力，バランス能力など総合的な動的安定性を求めて実施する（図 4-35 ～ 37）．

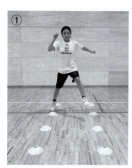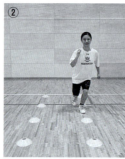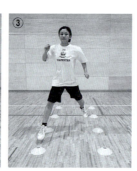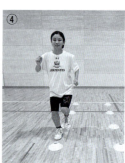

図 4-35　サイドホップジャンプ（ラテラルバウンド）

着地の際にシングルスクワットのポジションをしっかり意識する．膝が内側に入らないように自分の筋力で止めることが重要である．止まれるまでは反動をつけた流れの動作は行わない．ジャンプの幅や高さは求める強度に応じて変化させる．

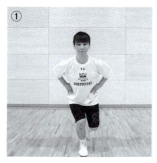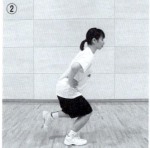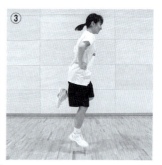

図 4-36　片脚ホップジャンプ

片脚スクワットから片脚ジャンプを行う．片脚スクワットを膝が外反しないように行い，そのまま天井に向かって軽くジャンプする．着地動作も安定性を意識する．連続して行ってもよい．

C　バスケットボールにおける膝関節の外傷予防　●113

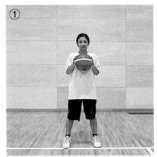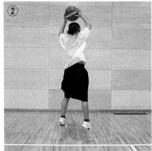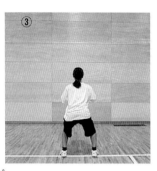

図4-37　180度回転ジャンプ
ボールを持ったまま，180度回転してライン上に着地する．着地時にはスクワット動作で着地を行うこと，両足の前後の位置がずれないように意識する．

　片脚立ちやジャンプ着地動作も動的バランストレーニングの要素をあわせもつが，バランスボード上でのトレーニングや動きをつけながらのジャンプ動作も行う（図4-38〜41）．

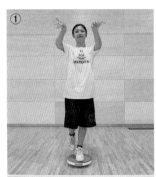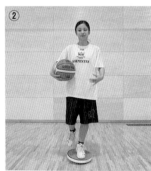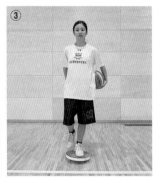

図4-38　バランストレーニング
バランスボードやバランスクッション上でパス交換や腰周りでボールを回すハンドリングを行う．

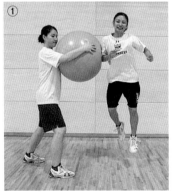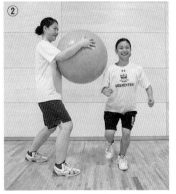

図4-39　バランスボールを使った接触プレー後の着地トレーニング
バランスボールに向かって体を当て，両足スクワットの状態で膝が外反しないように着地をする．両足で安定してできるようになれば図右のように片脚着地のトレーニングを行う．

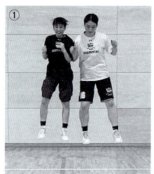 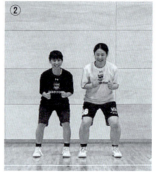

図4-40 ショルダー&ショルダーからの着地トレーニング

動いている状態での着地トレーニングである．ジャンプの一番高い到達点でショルダー同士で接触し，両足スクワットの状態で柔らかく着地する．

c. アジリティトレーニング

アジリティでは，動作のなかで細かいステップを含んだ動きを習得する．体幹が安定した状態で膝が外反せず，正しい動作ができるかが重要である．

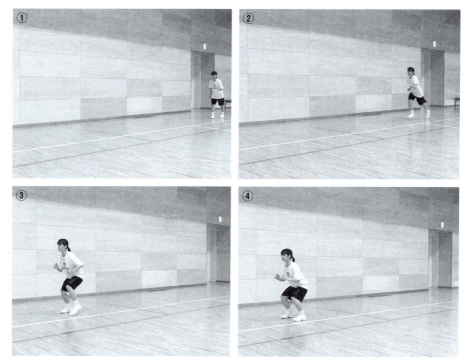

図4-41 ストップ動作

ラインに向かって70〜80%程度の力でダッシュを行い，細かいステップで減速動作をしながら体幹があおられたりしないようにスクワットのポジションで止まる．急な減速動作のトレーニングも必要であるが，まずは細かいステップで確実に止まれるようにトレーニングを行う．

D サッカーにおける足関節の外傷予防

　サッカーの競技特性として，カッティング動作やステップ動作の繰り返しのほかに，ヘディングやボールキープなどによる競り合いもある．

　サッカーの外傷調査では，足関節捻挫（足関節靱帯損傷）がもっとも多く発生し，同シーズンに約20～25％が再発し，何度も繰り返すことが問題となる．

1 足関節の受傷メカニズム

　サッカーにおける足関節周囲の外傷は，外側・内側にある靱帯損傷，距骨骨軟骨損傷，有痛性三角骨障害，アキレス腱断裂などがあげられる．足関節靱帯損傷では初発の損傷と繰り返す反復性損傷では受傷に関係する発生要因が異なっている．初発の足関節捻挫の発生メカニズムにもっとも影響しているのは，外傷への直接的誘発要因である．反復性の足関節捻挫では，発生メカニズムにはさまざまな要因が関係し，内的要因では，外側荷重，足関節周囲筋とくに腓骨筋筋力の低下，関節位置覚の低下，バランス能（姿勢制御能）の低下，腓骨筋反応時間の遅延などがあげられる．外的要因としてはピッチの状態，相手や味方との関係が大きく影響し，外傷への直接的誘発要因では，切り返し動作，相手や味方の足あるいはボールに乗ってしまうこと，対人プレーにより足を刈られることなどがあげられる．

　反復性足関節捻挫では内的要因と外的要因，直接的な誘発要因が多面的に組み合わさり，発生リスクを増加させている．

2 足関節の外傷予防トレーニングの立案

　初発の足関節捻挫は予防効果がないため，足関節捻挫の再発を予防すること，疲労性の滑膜炎や足関節内の炎症により有痛性の三角骨障害を発生させないことが目的となる．

　再発に関係する内的要因と直接的な誘発要因に対して一つひとつ対応を行っていくことになる．外側荷重に対してはバランストレーニング，腓骨筋筋力の低下には腓骨筋トレーニング，腓骨筋反応時間の遅延にはプライオメトリクスとしてジャンプを含むトレーニング，関節位置覚の低下には位置覚改善トレーニングやバランストレーニング，バランス能（姿勢制御能）の低下には動的バランスを含む複合的なバランストレーニン

グを実施する．

足関節の外傷予防トレーニングの実際

a. 外側荷重改善トレーニング

　足関節捻挫を繰り返す競技者の足圧中心は，足関節捻挫の経験のない競技者より後外側に位置しており，外側荷重の原因となっている（図4-42）．外側荷重は足関節捻挫の再発に大きく影響するため改善が必要である．バランスボードやバランスクッション上で片脚立ちを行い，母趾球荷重を意識させ，外側荷重にならないようにした状態で10～30秒間維持する．

b. 腓骨筋群のトレーニング

　腓骨筋群の筋力低下や機能不全には，チューブトレーニングを行い必要な筋力を得ることが必要となる．どの状態で着地をしても腓骨筋が作用するように足関節の角度を変化させチューブトレーニングを実施する（図4-43）．

　足関節捻挫を繰り返していると，腓骨筋群が機能不全となる場合がある．その場合は外がえし運動ができないため，座位や長座位でのトレーニングでは腓骨筋が機能せず正しい運動が行えないことが多い．導入時には側臥位で行うほうが意識しやすく筋の活動量が高い．

c. 関節位置覚改善トレーニング

　足関節捻挫の既往歴のある多くの競技者に関節位置覚の低下がみられ，着地時に底屈内反位を呈してしまう．着地時などに関節の角度に誤認があると，足関節捻挫の原因となるため，関節位置覚を改善させるトレーニングを行う（図4-44）．

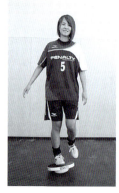
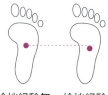
捻挫経験無　捻挫経験多

図4-42　反復性足関節捻挫の既往のある競技者の状態
足関節捻挫を繰り返している競技者は，足圧中心が後外側へ変位し，バランスボードなどに載せると外側に傾いて片脚立位を行ってしまう．トレーニングの最初に，どのような位置でバランスをとっているのか確認として行ってもよい．

D サッカーにおける足関節の外傷予防 ● 117

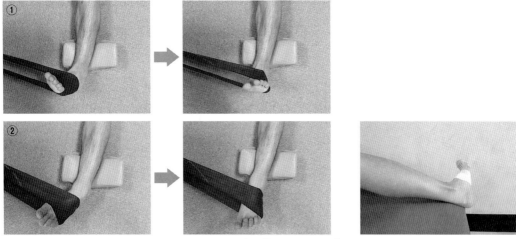

図4-43 腓骨筋トレーニング

腓骨筋がどの位置でも機能するように背屈位（①）だけでなく底屈位（②）など，1つの肢位だけでなく，ジャンプ着地時や受傷時を考慮した肢位でのトレーニングをあわせて実施する．外がえし運動ができない場合には，側臥位でのトレーニングから開始する（右）．

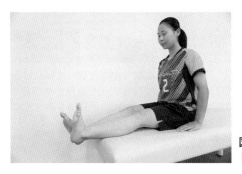

図4-44 関節位置覚改善トレーニング

　トレーニング側とは反対の足を背屈から底屈まで任意の角度（背屈位，底屈背屈0°，底屈15°，底屈30°など）に設定する．つづいて，まず目を閉じた状態でトレーニング側を反対側に揃え，次に目を開けた状態で角度のずれを確認し再度合わせ直す．毎日数回でよいが，何度も行うことによって位置覚の再習得が可能である．

　片脚立位のバランストレーニングによっても母趾球荷重を意識していくことで，立位時の足圧中心の位置に改善がみられるため並行して行っていく（図4-45，46）．

d．バランストレーニング

　バランス能（姿勢制御能）を向上させるには，バランス能の向上と外側荷重を修正する必要がある．まず，グラウンド外で静的なバランストレーニングを行い，徐々に複合的な競技特性を考慮したプログラムを実施する．

　前段階として裸足の状態で足趾で地面を掴み，片脚立位を安定させることから始める（図4-45③〜⑤）．必要に応じて足趾でグーチョキパーなどを行わせ可動域と機能を

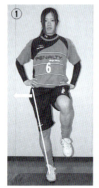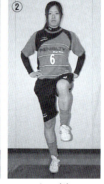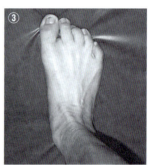

悪い例　　　　　よい例

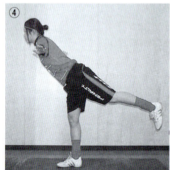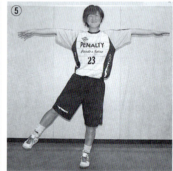

図 4-45　足趾で地面を掴む片脚立位トレーニング
片脚立位では外側荷重になると下肢が内転し股関節で安定した位置を取ってしまうため（①悪い例），母趾球荷重で内側広筋と中殿筋が作用するように意識させる（②よい例）．浮き趾を改善し，瞬間的なバランスが取れるように最初は足趾を意識した状態から始め，無意識下でできるように目指す（③）．矢状方向，前額方向に対するストレスを加える場合もある（④⑤）．

向上させる．

　チューブを用いた動的なバランストレーニングでは，バランスをとる際に足趾で地面を掴むイメージを継続させながら，片脚立位をした状態でトレーニング側とは反対の足にチューブを取り付けゆっくりと反動動作にならないようにチューブの力を制動する．前額方向の股関節外転，内転運動，矢状方向への股関節屈曲，伸展方向のヘストレスを加える（図4-46）．

e. 動的バランストレーニング

　安定性を向上させるため，動的なバランストレーニングを行わせる．ホップジャンプやサイドホップジャンプにより，片脚スクワットの状態でぶれずに制動させる（図4-47）．筋力をともなわなければ体幹の制動ができないため，必要に応じて体幹トレーニング，中殿筋のトレーニングを加える．

　ぶれずに制動できる距離からはじめ，徐々にジャンプの高さや距離を大きくしていく．次にバランスクッションなどの不安定面に向かってホップジャンプやサイドホップ

D サッカーにおける足関節の外傷予防 ● 119

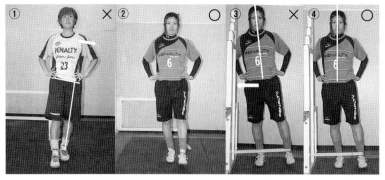

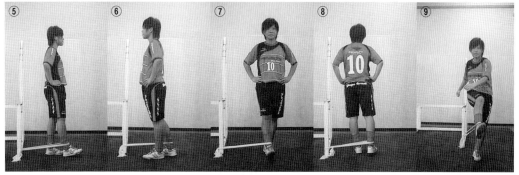

図 4-46 チューブを用いたバランストレーニング

軸足がトレーニングをしている足である．①のように外側荷重になりやすいため，鏡などを用いて修正する（②）．前額方向へ負荷を加えるため外転動作を行う際は③のように体幹が側方へぶれて外側荷重にならないように腓骨筋，中殿筋，体幹の収縮を意識させる（④）．
下段はチューブにより外乱刺激を加え矢状方向（⑤⑥），前額方向（⑦⑧）へストレスを加えている．安定してきたらスイング動作（⑨）やバランスクッション上で同様のトレーニングを行う．

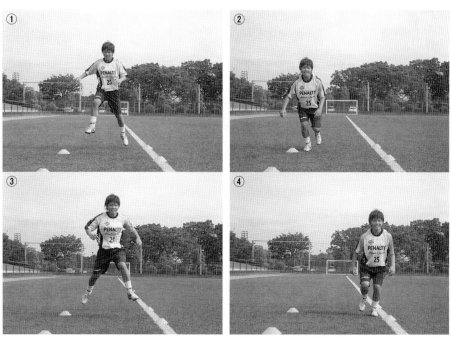

図 4-47 グランドでのバランストレーニング

機能的な安定性をトレーニングするメニューの 1 例である．

ジャンプを行う.

あわせて競技特性を考慮したバランスボードやバランスクッションを利用した内容を追加すると,なお予防効果が高い.バランスボードを用いた場合は,キック動作やリフティング,ヘディング動作などを行わせる(図4-48,49).

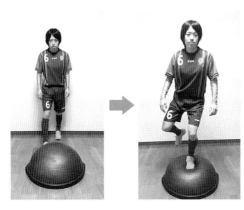

図4-48 バランスクッションを用いたジャンプ着地トレーニング
さまざまな不安定面に対して前方や斜め前方にジャンプ着地を行い,正しく制動する.

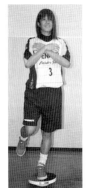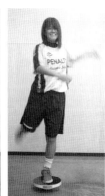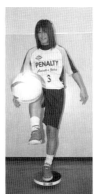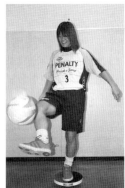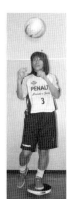

図4-49 競技特性を考慮したバランストレーニングのメニューの1例
競技特性を考慮し,難易度の設定があるプログラムであれば単一の課題のバランストレーニングより効果の習得が早い.

E 成長期の外傷予防

成長期の外傷・障害の代表的なものとして，上肢では野球肘（上腕骨内側上顆裂離骨折），下肢ではオズグッド・シュラッター（Osgood-Schlatter）病や分裂膝蓋骨，シンディングラーセン・ヨハンソン（Shinding Larsen-Johansson）病，セーバー（Sever）病，体幹・骨盤では腰椎分離症，骨盤裂離骨折などがあげられる．

これらの外傷・障害では，身長成長曲線の phase 2, phase 3 前後でほとんどの外傷・障害が発生する（図4-50）．PHV（peak height velocity）年齢の前後では身長が急激に伸びるため（growth spurt），筋が骨の成長に追いつかず筋タイトネスが増加する．この時期の筋はゴムを伸ばしたように緊張しているためスポーツなどによる負荷が加わると，筋より脆弱である付着部で外傷・障害が起きることが多い（図4-51）．

ここでは，成長期の外傷・障害として幅広く発生するオズグッド・シュラッター病に対する外傷予防について解説する．

オズグッド・シュラッター病の外傷予防

オズグッド・シュラッター病は，成長のスパート時期に差し掛かると（年間の身長増加量が8cm以上が目安），発症のリスクが高くなる．男子では11～12歳がこの時期にあたる．脛骨粗面の発育段階を4段階に分けると，apophyseal期にもっとも多くみられ，この時期はPHV年齢より約7か月早いため，オズグッド・シュラッター病の予防にはphase 1 から phase 2 にかかる移行期には予防対策を始めたい（図4-52）．毎

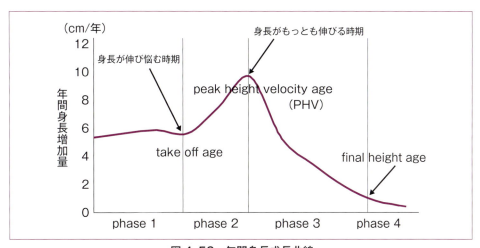

図4-50 年間身長成長曲線
身長の増加時期は個人差が大きく，競技によっても大きく異なる．

122 ● 4 種目別の外傷予防とその実際

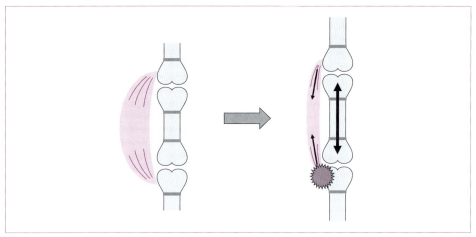

図 4-51　成長期の外傷・障害の発生メカニズム

二関節筋の発生メカニズムモデルである．骨が長軸に成長すると筋はそれにともなって引き伸ばされる．その時期に習慣的に競技スポーツを行っていると筋の弾力性が低下する．その状態で対処なく競技を行い続けると成長期には筋より強度が低い骨軟骨部に裂離骨折が発生する．

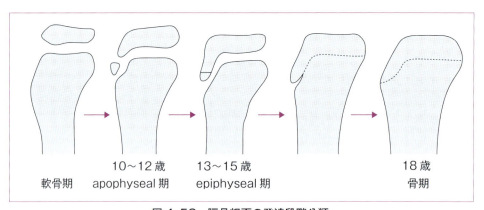

図 4-52　脛骨粗面の発達段階分類

月身長を確認し身長成長曲線のグラフを作成できている場合には，take off age がわかることがあるため予防対策を行いやすい．それ以外の場合には個別の対応ではなく，5年生の時期には予防対策を全体で実施したい．身長がもっとも伸びる時期は，性別や個人差だけでなく競技によっても異なる．

 ## オズグッド・シュラッター病の発生メカニズム

内的要因として骨年齢，筋タイトネス，筋力が大きく関係し，外的要因としてサーフェス（芝，人工芝，土）の違い，グラウンドの硬さ，外傷への直接的誘発要因では，練習量や練習内容があげられる．

オズグッド・シュラッター病の外傷予防の立案

①身長が伸びる時期を理解する．子どもたちに学校で測定した身長の記載のある健康診断書を持参させるか，定期的に身長を測定する．

②セルフチェック，セルフコンディショニングを実施する．

③筋タイトネスでは，大腿四頭筋や大腰筋の柔軟性低下や下肢の疲労が大きく影響するため，下肢，体幹のストレッチングを実施する．

④筋力では大腿四頭筋が優位でハムストリングスの筋力が弱いとリスクが高くなるためハムストリングスの自重でのトレーニングを行う．

オズグッド・シュラッター病の外傷予防対策

ジュニア期のコンディショニングはセルフコンディショニングが基本である．この時期からセルフコンディショニングを実施できるようになると外傷・障害の発生を少なくすることができる．ジュニアの競技者には理解できる言葉で，ケアやトレーニングを行う意味を教育する必要がある．

ステップの基本であるスクワット動作などを正しく学んでいないジュニアの競技者が多いため，筋力トレーニングではスクワット動作を学習することから始める．大腿四頭筋優位になりすぎると痛みが発生するため，スクワットを含む大腿四頭筋のトレーニングはハムストリングスのトレーニングよりこの時期は少なくする．

オズグッド・シュラッター病は発生メカニズムを理解できれば予防できる外傷であるため，来院患者には発生する前から予防対策を実施する．

a．脛骨粗面のチェック

脛骨粗面を自分で押して毎日圧痛をチェックさせる（図 4-53）．圧痛を認めたら自ら3日間の練習参加禁止（下肢の運動禁止，上肢・体幹は可）とする．コーチや保護者

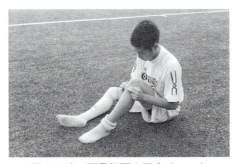

図 4-53　脛骨粗面の圧痛チェック

の理解も必要になる.

3日後に圧痛が残存している場合,さらに3日間の練習参加禁止とする.

b. セルフコンディショニングの実施

練習後のストレッチングや自宅などで交代浴やストレッチングなどを実施する(図4-54～56).

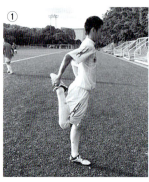
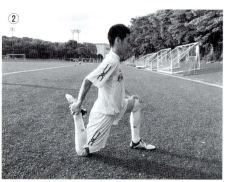
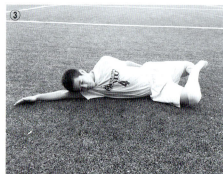
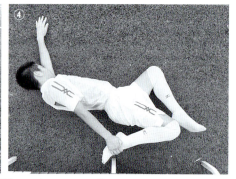

図4-54 大腿四頭筋のストレッチング
二関節筋を考慮して股関節を伸展させ,大腿直筋もストレッチングする(①②).
反対側の下肢を利用した大腿四頭筋のストレッチングでは,股関節を伸展させるだけでなく,反対側の足で抵抗をかけることによって徒手抵抗ストレッチングを行うことも可能である(③④).タイトネスが強い場合には徒手抵抗ストレッチングとして実施し,日々のストレッチングとしてはパートナーストレッチングのように反対側で後方に押して行う(③④).

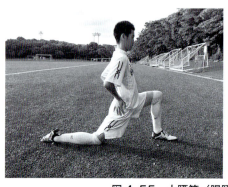
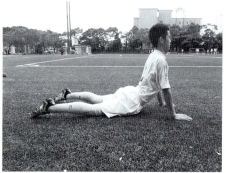

図4-55 大腰筋(腸腰筋)のストレッチング
股関節を伸展するだけでなく,背伸ばしを行うと伸張しやすい.

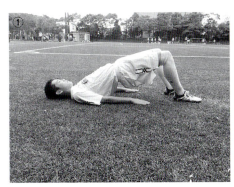 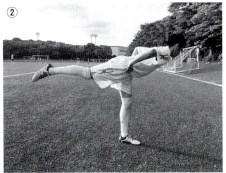

図 4-56　ハムストリングス，大殿筋の筋力トレーニング
ハムストリングスの筋力トレーニングとして自重でのトレーニングを実施する．ヒップリフトの状態から片脚の膝を伸展してもよい（①）．筋力があればノルディック・ハムストリングスを 2 人組で行ってもよい．毎日実施したい．

F　高齢者の外傷予防

　高齢者のスポーツ活動としては，健康増進を目的としたラジオ体操や太極拳，健康増進・心肺機能の向上を目的としたウォーキングやスイミング，趣味・趣向要素の強い社交ダンス，競技性の高いグラウンド・ゴルフやウォーキング・フットボールなどさまざまな運動がある．これらのスポーツは，筋力の向上や柔軟性の確保，呼吸循環機能の改善につながるため，加齢による機能低下を防ぐことに貢献し，日常生活の質の向上にも役立つ．しかし，筋力やバランス感覚の低下した高齢者では転倒事故が容易に起きるため，安全に運動を行うためにはスポーツを行う以前に必要な体力を向上させる必要がある．

1　高齢者の受傷メカニズム

　高齢者の外傷・障害の代表的なものとして，外傷では大腿骨頸部骨折，上腕骨近位部骨折，橈骨遠位端骨折，胸腰椎移行部圧迫骨折，障害では慢性の関節疾患などがあげられる．

　受傷の一番の大きな要因は，直接的な誘発要因である転倒であるが，転倒の発生要因としては内的要因が大きく関与している．内的要因として，筋・腱の柔軟性の低下，加齢による筋萎縮（サルコペニア），骨粗鬆症による骨密度の低下，筋力や神経伝達速度の低下にともなうバランス能力の低下，有酸素系能力（呼吸機能）の低下などがあげられる．

　とくに大腿骨頸部骨折は観血療法および入院が必須となる外傷であり，入院時にさま

ざまな合併症が懸念されるため，日常生活だけでなくスポーツ時には注意すべき外傷である．

高齢者の外傷予防エクササイズの立案

①身体機能が低下する前の中年時もしくは若年時から習慣的な運動に取り組むことがもっとも重要な予防法といえる．

②個々の体力レベルにより異なるが，直接的な誘発要因である転倒を予防するには，柔軟性を確保すること，自分の体重をコントロールする筋力をつけること，運動を行い骨密度を維持すること，バランス能力を向上させること，呼吸機能を改善することが必要となる．

高齢者の外傷予防エクササイズの実際

高齢者の外傷予防エクササイズでは，さまざまな目的をもった強度の低いエクササイズを数種目組み合わせた複合的な運動プログラムを実施する．若年者に比べて体力レベルの個人差が大きいため，自分のペースで1種目行ったら休息を入れ，休息後に次の種目を行うインターバルトレーニングとして実施するが，運動教室などでは多くの参加者と一緒に休息とトレーニング時間を決め，同じペースで行うことも多い．音楽を流し，リズムに合わせた運動を行うなど楽しみながら行える工夫をしたい．

図4-57に示す自体重を用いた複合的な運動プログラムは機器を用いずに実施可能なため，どのような施設でも行うことができる．複合的なメニューを行うことによってさまざまな目的に対して効果を求めることが可能となり，生活習慣病の改善にも効果が認められる．

また，活動が活発な高齢者の場合は，日常的に行っているスポーツに加え，筋萎縮の予防，基礎体力の維持・向上という目的で自体重を用いた複合的な運動プログラムを実施することが望ましい．

a. 柔軟性の改善エクササイズ

関節可動域が減少すると，運動時に負荷がかかるべきでないところに負荷がかかって痛みを発生させたり，不意な動作の際に関節可動域が小さいため脚が出ないなど転倒につながることがあるため，柔軟性の改善は継続的に取り組むべき運動である．

自体重を用いた運動では，スクワット動作などを行うと下肢の筋・腱が伸張し，柔軟性を獲得する効果もある．スポーツなどの運動は急に行わず，準備体操としてストレッ

トレーニング部位		動き
①ふともも（前側）	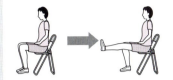	1）椅子に座り，背もたれは使わず背筋を伸ばす 2）息を吐きながらゆっくりと片足の膝をできるだけまっすぐ伸ばす 　※膝を伸ばしすぎないように気をつける 　※このときつま先を上に向ける意識 3）膝が伸びたら，息を吸いながらゆっくりと元の姿勢に戻る 　※ふとももの前側に意識を向ける
②ふともも（付け根）	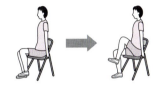	1）椅子に座り，背もたれは使わず背筋を伸ばす 2）息を吐きながら，ゆっくりと片足の膝をできるだけ胸に近づける 3）1秒間，この姿勢を保ったら，息を吸いながら，ゆっくりと足を下ろす 　※ふとももの付け根に意識を向ける
③おしり（後面）	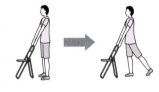	1）背筋を伸ばし，腰の位置を固定したまま，お尻の下に力を入れる 2）息を吐きながら，ゆっくりと腰を反らせないように，かかとから足を後ろへ持ち上げる 　※上半身が前傾しないようにする 3）1秒間，この姿勢を保ったら，息を吸いながら，ゆっくりと足を下ろす
④ふともも・おしり	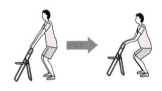	1）肩幅に足を開き，背筋を伸ばす 2）つま先と膝が同じ方向に曲がることを確認しながら，息を吸いながら，ゆっくりと椅子に座るように膝を曲げる 　※曲がる膝の角度は45度程度にする 　※膝がつま先より前に出ないようにする 3）1秒間この姿勢を保ったら，息を吐きながら，ゆっくりと元の姿勢に戻る
⑤ふくらはぎ	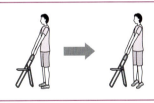	1）腰幅に足を開き，背筋を伸ばす 2）足の両親指側に力を入れて，息を吐きながら，ゆっくりとかかとを持ち上げる（つま先立ち） 3）1秒間，この姿勢を保ったら，息を吸いながら，ゆっくりと元の姿勢に戻る 　※バランスを崩さないように気をつける

図4-57　自体重を用いた複合的な運動プログラム

筋力トレーニング中に息を長く止めて力を入れると血圧が上昇する傾向があるので，高齢者を対象とした場合，顔が紅潮するほど息むような動作は避けて，しっかりと呼吸を行うことを意識させる必要がある．

チングなどを軽く実施するだけでも筋温が上昇して動きやすくなるため，エクササイズ中の傷害を予防することができる．

b. 筋力トレーニング

　転倒予防には筋力をつけることが必要となる．また，筋力が弱いとスポーツ活動によって生じた負荷に耐えきれず，筋肉や腱，関節への負担が増えて外傷の原因となる．
　下肢筋横断面積は，20歳代を基準として年間に約0.6〜0.8％ずつ加齢により減少し

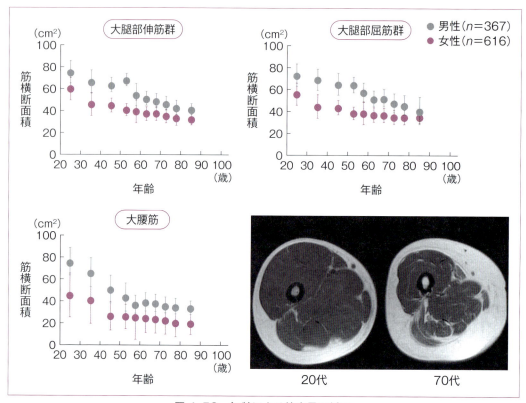

図 4-58　加齢による筋肉量の低下
20代女性と70代女性の大腿部 MRI 画像．周囲の白い部分は脂肪であり，黒い部分は筋肉である．20代は筋肉量が多く脂肪が少ないが，70代は筋が萎縮して脂肪が多いことがわかる．

ていく（図 4-58）．このような筋肉量の低下に対し，ウォーキングでは十分な抑制効果が得られない．加齢による筋肉量の減少を抑制するためには筋力トレーニングが必要であり，高齢者では選択的に速筋線維が萎縮しているため，速筋を鍛える筋力トレーニングが必須となる．

c. 骨密度の維持・改善エクササイズ

骨密度を増加させる有効な運動は，長軸方向への荷重がかかるウォーキング，ジョギング，エアロビクスなどがあるが，それ以外のスポーツにおいても骨密度は増加する．基礎体力が低い高齢者の場合は，スポーツを行う以前に自体重を用いた複合的な運動プログラム（図 4-57）を実施すると骨や関節に刺激が加わり，骨密度が増加する．

d. バランスエクササイズ

転倒予防にはバランス能力の向上が必須である．筋力不足により，脚の挙上や背屈が減少するため，すり足歩行になりつまずきやすくなる．また，歩行速度，歩幅，歩行率はいずれも加齢にともなって低下するため，スポーツに必要な歩行能力の獲得，筋疲労

に耐えうる全身持久力も必要となる．

　自体重を用いた複合的な運動プログラム（図 4-57）を実施すると，筋力の向上とともにバランス能力も向上するが，あわせて片足立ちなどのバランスエクササイズも実施したい．

　転倒予防の観点からは，外的要因として靴底や足裏に滑り止めが付いているタイプの靴を履くとなおバランスが安定してよい．

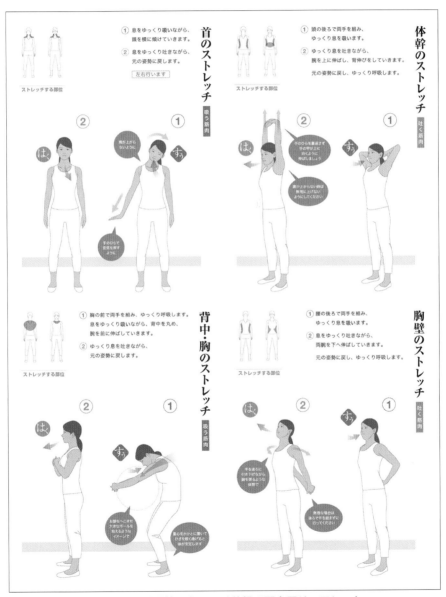

図 4-59　呼吸筋ストレッチ体操の配布用リーフレット
吸気筋を伸張した状態で吸息を行い，呼息筋を伸張した状態で呼息を行うことで呼吸筋の柔軟性が高まる．

（安らぎ呼吸プロジェクトより）

e. 呼吸機能改善エクササイズ

　加齢とともに呼吸機能が低下すると，息苦しさを感じて運動を継続することが困難になる．呼吸筋は体幹の安定性にも寄与しているためバランスにも関係している．

　呼吸筋の柔軟性が低下すると，胸郭の可動性が低下し，1回換気量が減少する．そのため，代謝に必要な換気量を維持するために呼吸数は増加し，浅くて速い呼吸となる．

　また，呼吸と情動とは密接に関係していることから，呼吸筋の柔軟性を獲得して深くゆっくりとした呼吸になることは，メンタルヘルスの観点からも効果的である．

　自体重を用いた複合的な運動プログラム（図4-57）のほかに胸郭の呼吸筋の柔軟性を高める「呼吸筋ストレッチ体操」を実施することで，呼吸筋の柔軟性が高まる（図4-59）．

索 引

あ行

アイシング ……………………… 47
アイスバッグ …………………… 47
アイソトニックコントラクション 10
アイソトニック法 ……………… 52
アイソメトリックコントラクション
　……………………………………… 10
アイソメトリック法 …………… 52
アデノシン三リン酸 …………… 5
アドレナリン …………………… 20
アライメント …………………… 30
アライメント測定 ……………… 43
アンカーテープ ………………… 66
アンダーラップ ……………… 65, 66
アンドロジェン ………………… 21
インターバルトレーニング …… 3
移動環境 ………………………… 33
一過性の運動 …………………… 1
ウィンドケッセル効果 ………… 18
渦巻き状揉捏 ………………… 63, 64
運動 ………………………………… 1
運動環境 ………………………… 33
運動生理学 ……………………… 1
運動単位 ………………………… 10
運搬角 …………………………… 31
エキセントリックコントラクション
　……………………………………… 11
エストラジオール ……………… 21
エストロジェン ………………… 21
エネルギー供給機構 …………… 6
遠心性収縮 ……………………… 11
オズグッド・シュラッター病 … 121

か行

カルボーネン法 ………………… 3
下肢のトレーニング …………… 92
下垂体ホルモン ………………… 20
下腿のストレッチング ………… 59
下腿のスポーツマッサージ …… 60
介達外力 ………………………… 35
回旋筋腱板のトレーニング …… 86
解糖系 …………………………… 7
外傷調査 ………………………… 37
外的要因 ………………………… 32
外転テスト ……………………… 43
外力 ……………………………… 35
片足スクワット ………………… 92
換気性作業閾値 ………………… 15
換気量 …………………………… 12
間欠的作業能力 ………………… 24
寒冷環境 ………………………… 33
環境 ……………………………… 32
キネシオテーピング …………… 80
既往歴 …………………………… 31
求心性収縮 ……………………… 10
胸郭部のトレーニング ………… 85
切り込み揉捏 ………………… 63, 64
筋タイトネス …………………… 30
筋タイトネステスト …………… 41
筋の収縮様式 …………………… 10
筋活動の活性化トレーニング … 94
筋線維タイプ …………………… 9
筋疲労 …………………………… 12
筋力トレーニング ……………… 85
継続的な運動 …………………… 1
血圧 ……………………………… 18
月経異常 ………………………… 22
肩甲骨面 ………………………… 89
肩甲帯のトレーニング ………… 86
肩部のストレッチング ………… 54
現病歴 …………………………… 31
コルチゾール …………………… 20
コンセントリックコントラクション
　……………………………………… 10
コンディショニング …………… 45
股関節のストレッチング ……… 57
呼吸 ……………………………… 12
呼吸中枢 ………………………… 13
恒常性 …………………………… 1
高齢者の外傷予防 ……………… 125
骨盤周囲のトレーニング ……… 91
骨密度 …………………………… 9

さ行

サーキュラー …………………… 68
サイズの原理 …………………… 10
サイドランジ …………………… 92
サッカーにおける外傷予防 …… 115
最大筋力法 ……………………… 3
最大骨量 ………………………… 9
最大酸素摂取量 ………………… 14
最大身長増加時期 ……………… 29
最大反復法 ……………………… 3
酸素借 …………………………… 16
酸素負債 ………………………… 16
ジャンプ ………………………… 92
四指軽擦法 …………………… 60, 61
持久的トレーニング …………… 3
膝関節内側側副靱帯損傷の予防
　テーピング …………………… 70
受傷状況 ………………………… 35
柔道における外傷予防 ………… 97
暑熱環境 ………………………… 33
女性アスリートの三主徴 ……… 22
女性ホルモン …………………… 21
情動呼吸 ………………………… 14
静脈還流量 ……………………… 17
心血管系発作 …………………… 5
心房性ナトリウム利尿ペプチド 20
身体特性 ………………………… 30
人的要因 ………………………… 34
スクワット ……………………… 92
スクワットジャンプ …………… 92
スターアップ …………………… 66
スタティックストレッチング … 51
スタビリティトレーニング …… 89
ステアアップ ………………… 66, 67, 68

ステロイドホルモン … 20	等尺性収縮 … 10	フロントランジ … 92
ストレス … 1, 4	等張性収縮 … 10	プロジェステロン … 21
ストレッチング … 50	動員割合 … 8	不幸の三徴候 … 27
スパイラルテープ … 73	動的ストレッチング … 51, 94	物理的衝撃 … 5
スプリットジャンプ … 92	動的収縮 … 10	ホースシュー … 67, 68
スプリットテープ … 74		ホメオスタシス … 1, 20
スポーツテーピング … 64	**な行**	ホルモン … 20
スポーツマッサージ … 60	内的要因 … 29	補装具 … 35
スポーツ心臓 … 17, 19	二指揉捏 … 61	
水泳における傷害予防 … 102	乳酸性作業閾値 … 15	**ま行**
水平屈曲テスト … 43	ノルディック・ハムストリングス	マルアライメント … 31, 43
随意呼吸 … 14	… 93	ムーブメント・プレパレーション … 94
セルフケア … 45		無酸素性エネルギー供給機構 … 6
ゼロ・ポジション … 89	**は行**	無酸素性作業閾値 … 15
成長期の外傷予防 … 121	ハムストリングスのトレーニング	メディカルチェック … 5, 39
性別 … 30	… 93	
静的ストレッチング … 51	ハムストリングスのマッサージ … 63	**や行**
静的収縮 … 10	バスケットボールにおける外傷予防 … 108	有酸素性エネルギー供給機構 … 7
全身関節弛緩性テスト … 40	バックランジ・ウイズ・ツイスト 94	有酸素性作業能力 … 23
前十字靱帯損傷 … 108	バックランジローテーション … 94	指関節の外傷予防テーピング … 74
ソフト伸縮テープ … 76	バリスティックストレッチング … 51	予防対策 … 36, 37
足関節捻挫の予防テーピング … 65	パートナーストレッチング … 53	用具 … 34
速筋 … 9	パワー … 11	腰背部のストレッチング … 55
	肺胞換気量 … 12	
た行	発生メカニズム … 35	**ら行**
ダイナミックストレッチング … 51	発生機序 … 35	ラッピングテープ … 74
他者との関係 … 36	発生状況 … 27	ランジ … 92
代謝性呼吸 … 13	発生要因 … 28	リスクファクター … 36
体脂肪率 … 30	ヒールロック … 70	レジスタンストレーニング … 2
大腿部のストレッチング … 56	飛行機のポーズ … 93	ローラーによるセルフケア … 45
男性ホルモン … 21	疲労骨折 … 21	ロシアンハムストリングス … 93
遅筋 … 9	膝前十字靱帯損傷 … 27	
腸腰筋のストレッチング … 59	氷嚢 … 47	**わ行**
直接的誘発要因 … 35	フィギュアエイト … 68, 69	ワイドスクワット … 92
直達外力 … 35	フォアアーム・トゥ・インステップ … 95	
つき指 … 74	フォワード・ランジ … 95	**数字・欧文**
テストステロン … 21	フォワードランジ … 92	1回換気量 … 12
殿部のストレッチング … 57	フォワードランジローテーション … 95	ACL … 27
トレーニング効果 … 2		anaerobic threshold … 15
ドロップランジ … 95		ANP … 20
徒手抵抗ストレッチング … 52		anterior cruciate ligament 27

AT ··············· 15	femoro-tibial angle ········· 31	PHV 年齢 ················· 29
ATP ··············· 5	FTA ··············· 31	PNF コントラクトリラックス ··· 52
ATP–CP 系 ··············· 6	full can ··············· 87	PNF ホールドリラックス ······· 52
carrying angle ··············· 31	HFT ··············· 43	Q–angle ··············· 44
CAT ··············· 43	horizontal flexion test ······· 43	scapular plane ··············· 89
combined abduction test 43	lactate threshold ··············· 15	unhappy triad ··············· 27
empty can ··············· 87	Leg-heel alignment ············ 44	ventilatory threshold ········ 15
EPOC ··············· 16	LT ··············· 15	VT ··············· 15
excess post-exercise oxygen consumption ····· 16	peak bone mass ············· 9	X サポート ··············· 73
	peak height velocity age ·· 29	

【著者略歴】

小林　直行
（こ　ばやし　なお　ゆき）

1976 年	東京都に生まれる
2006 年	関東学園大学スポーツセンター
2009 年	筑波大学大学院人間総合科学研究科修了
2009 年	筑波大学大学院人間総合科学研究科客員研究員
2010 年	帝京平成大学地域医療学部講師
2013 年	上武大学ビジネス情報学部准教授
2013 年	日本スポーツ振興センターハイパフォーマンス事業部
2017 年	柏レイソル
2019 年	九州共立大学スポーツ学部教授
	九州共立大学大学院スポーツ学研究科教授（兼任）
2021 年	大宮アルディージャ
2023 年	Stade de Reims（France）

髙橋　康輝
（たか　はし　こう　き）

1974 年	岡山県に生まれる
1997 年	川崎医療福祉大学医療技術学部卒業
2003 年	川崎医療福祉大学大学院医療技術学研究科修了
2004 年	筑波大学大学院人間総合科学研究科科学技術振興研究員
2005 年	倉敷芸術科学大学生命科学部助手
2007 年	倉敷芸術科学大学生命科学部助教
2009 年	東京有明医療大学保健医療学部准教授
2013 年	東京有明医療大学大学院保健医療学研究科准教授（兼任）

競技者の外傷予防　　ISBN978-4-263-24160-8

2019 年 3 月 20 日　第 1 版第 1 刷発行
2024 年 1 月 10 日　第 1 版第 7 刷発行

監修者　公益社団法人
　　　　全国柔道整復学校協会
著　者　小　林　直　行
　　　　髙　橋　康　輝
発行者　白　石　泰　夫
発行所　医歯薬出版株式会社
〒113-8612　東京都文京区本駒込1-7-10
TEL.（03）5395-7641（編集）・7616（販売）
FAX.（03）5395-7624（編集）・8563（販売）
https://www.ishiyaku.co.jp/
郵便振替番号 00190-5-13816

乱丁，落丁の際はお取り替えいたします　　印刷・あづま堂印刷／製本・愛千製本所

© Ishiyaku Publishers, Inc., 2019. Printed in Japan

本書の複製権・翻訳権・翻案権・上映権・譲渡権・貸与権・公衆送信権（送信可能化権を含む）・口述権は，医歯薬出版（株）が保有します．
本書を無断で複製する行為（コピー，スキャン，デジタルデータ化など）は，「私的使用のための複製」などの著作権法上の限られた例外を除き禁じられています．また私的使用に該当する場合であっても，請負業者等の第三者に依頼し上記の行為を行うことは違法となります．

JCOPY ＜出版者著作権管理機構　委託出版物＞
本書をコピーやスキャン等により複製される場合は，そのつど事前に出版者著作権管理機構（電話 03-5244-5088，FAX 03-5244-5089，e-mail：info@jcopy.or.jp）の許諾を得てください．